Geistig fit ins Alter 4

Gerald Gatterer · Antonia Croy

Geistig fit ins Alter 4

Neue Gedächtnisübungen für ältere Menschen

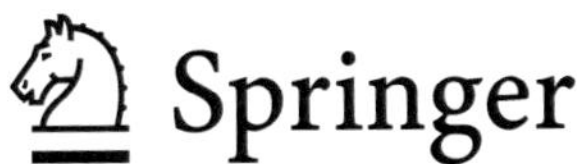

Gerald Gatterer
Wiener Neudorf, Österreich

Antonia Croy
Wien, Österreich

Ergänzendes Material finden Sie unter http://extras.springer.com

ISBN 978-3-662-53098-6 ISBN 978-3-662-53099-3 (eBook)
https://doi.org/10.1007/978-3-662-53099-3

Die Deutsche Nationalbibliothek verzeichnet diese Publikation in der Deutschen Nationalbibliografie; detaillierte bibliografische Daten sind im Internet über http://dnb.d-nb.de abrufbar.

Fotonachweis Umschlag: Picturefactory, Adobe Stock
Umschlaggestaltung: deblik, Berlin
Layout/Produktion: Herbert Stadler - www.etopia.at
Illustration: Eugen Kment, Herbert Stadler

Gedruckt auf säurefreiem und chlorfrei gebleichtem Papier

Springer ist ein Imprint der eingetragenen Gesellschaft Springer-Verlag GmbH Germany und ist ein Teil von Springer Nature
Die Anschrift der Gesellschaft ist: Heidelberger Platz 3, 14197 Berlin, Germany

Liebe LeserInnen!

Im Alter nehmen die geistigen Leistungen oft ab, und viele Menschen versuchen dann, ihr Gehirn zu trainieren. Oft weiß man aber nicht so genau, was hilft jetzt wirklich. Das vorliegende Trainingsbuch soll Sie dabei unterstützen, gezielt die für Sie passenden Übungen auszuwählen.

Dazu liegen Übungen für verschiedene geistige Bereiche vor.
Die Übungen sind in drei Schwierigkeitsgruppen eingeteilt.

Übungen mit dem Schwierigkeitsgrad 1 sind eher leicht, da sie das Altgedächtnis und Alltagsfähigkeiten trainieren. Also etwas, das man täglich benötigt und deshalb auch trainiert. Sie sind auch Personen möglich, die an einer beginnenden Demenzerkrankung leiden, ohne sie zu überfordern.

Übungen mit dem Schwierigkeitsgrad 2 sind schon etwas anspruchsvoller und sollen helfen, jene kognitiven Bereiche, die seltener verwendet werden, zu trainieren.

Übungen mit dem Schwierigkeitsgrad 3 sind solche, die im Alltag wenig verwendet werden oder im Alter einem stärkeren Abbau unterworfen sind. Sie dienen der Vorbeugung von kognitiven Alterungsprozessen.

Sie können nun entweder spezifische Übungen auswählen oder Sie beginnen einfach bei den Leichten und arbeiten sich nach oben.

Über Springer Extras (*extras.springer.com*) stehen Ihnen zusätzlich einige interaktive Übungen mit unterschiedlichem Schwierigkeitsgrad zum Download bereit, die für das selbstständige Üben für Menschen mit leichter kognitiver Beeinträchtigung geeignet sind.

Viel Spaß!

Antonia Croy　　　　Gerald Gatterer

Wie wirkt Gedächtnistraining?

Von Geburt an lernen wir Fähigkeiten und Fertigkeiten. Dabei werden in unserem Gehirn elektrische, biochemische und Veränderungen der Nervenzellen ausgelöst. Vereinfacht kann man sagen, dass unser Gehirn erst durch Lernen und Trainieren „fertig wächst" und funktionsfähig wird. Durch Training wird die Reizübertragung in unserem Gehirn verbessert, da mehr Nervenverbindungen geschaffen werden und mehr Botenstoffe (Neurotransmitter) produziert werden.

1. **Schritt – Wahrnehmung:** Grundvoraussetzung für das Behalten von Informationen ist, dass wir sie wahrnehmen. Über unsere Sinnesorgane nehmen wir ständig etwas wahr und unser Gehirn selektiert, was wichtig ist. Um sich also etwas zu merken, müssen wir unsere Wahrnehmung bewusst darauf richten.
2. **Schritt – Konzentrationsfähigkeit:** Dazu ist es wichtig, dass wir uns konzentrieren können. Die Übungen in diesem Buch helfen dabei.
3. **Schritt – Ultrakurzzeitgedächtnis:** Informationen, die wir aufnehmen, werden zuerst automatisch für etwa 1 – 5 Sekunden in unserem Ultrakurzzeitgedächtnis gespeichert. Von dort können sie auch automatisch abgerufen werden. Das ist z. B. der Fall, wenn man sich mit jemandem unterhält. Wichtige Dinge werden aber bereits weiterverarbeitet und mit schon bestehendem Wissen verbunden (Kurzzeitgedächtnis).
4. **Schritt – kurzfristiges Merken:** Um sich Inhalte noch länger zu merken, muss unser Gehirn Arbeit verrichten. Wichtiges wird innerlich wiederholt, geordnet, mit anderem verbunden, oft emotional besetzt und damit langfristig (wahrscheinlich für immer) gespeichert.
5. **Schritt – Langzeitgedächtnis:** Alles, was für uns wichtig ist, kommt ins Langzeitgedächtnis. Von dort kann Wissen auch nach Jahren noch abgerufen werden. Man kann sich unser Gehirn dabei wie eine Bibliothek vorstellen, aus der über eine Art „Suchmaschine" nach bestimmten „Kennwörtern" Informationen aus einer großen Datenbank abgerufen werden.
6. **Schritt – mehrfach speichern:** Um etwas leichter zu finden, ist vieles mehrfach gespeichert. So ist etwa das Wort „Apfel" über das Aussehen, den Geschmack, den Geruch, die Form beim Angreifen, aber auch über das geschriebene Wort

gespeichert. An dieses Wort sind aber auch bereits übergeordnete Informationen gekoppelt, z. B. dass ein Apfel eine Frucht ist, Kerne hat, an einem Baum wächst und was man alles daraus machen kann. Dadurch ist es uns möglich, z. B. einen Apfel auch zu erkennen, wenn er bereits halb aufgegessen ist. Insofern ist es wesentlich, Dinge über verschiedene Sinneskanäle zu speichern.

7. Schritt – Spaß haben: Emotionales wird in einem besonderen Speicher, über viele Vernetzungen besonders gut gespeichert. Das hält auch, wenn jemand infolge einer Erkrankung des Gehirns, z. B. Alzheimer-Krankheit, Gedächtnisstörungen entwickelt. Daher ist es auch wichtig, positiv durch die Welt zu gehen. Depressionen und negatives Denken verschlechtern die Gedächtnisleistungen. Vor allem für Positives.

Wann sollte man was trainieren?

Die geistigen Leistungen verändern sich im höheren Lebensalter sehr unterschiedlich, sind aber keinem generellen Altersabbau unterworfen. Intelligenzleistungen („Speed-Funktionen"), wie die Geschwindigkeit der Informationsverarbeitung, das Neulernen, die Fähigkeit zur raschen Problemlösung und verschiedenste andere Leistungen, die mit dem Neuerwerb von Wissen verbunden sind, sind im Alter einem stärkeren Abbau unterworfen. Gut eintrainierte Fähigkeiten („Power-Funktionen") sind hingegen eher bildungs-, erfahrungs- und übungsabhängig und können bis ins hohe Lebensalter stabil bleiben oder durch Übung auch gesteigert werden. Dazu gehören z. B. das Allgemeinwissen und lebenspraktische Fertigkeiten.

Was das Gedächtnis betrifft, sehen wir, dass das unmittelbare Behalten von Informationen (Primärgedächtnis) einem relativ geringen Altersabbau unterworfen ist. Probleme treten eher dort auf, wo Wissen rasch abgerufen werden soll bzw. eine Neuorientierung erfolgen muss. Das Altgedächtnis hingegen bleibt bis ins hohe und höchste Lebensalter gut erhalten.

Demenz tritt nur bei krankhaften Veränderungen des Gehirns auf.
Diese ist durch verschiedenste geistige Defizite, und zwar einer Gedächtnisstörung

verbunden mit anderen Einbußen wie Konzentrationsstörungen, Wortfindung etc. charakterisiert. Es kommt auch zu Beeinträchtigungen der Selbstständigkeit im Alltag.
Wesentlich ist jedoch, dass die meisten älteren Menschen geistig fit altern. Trotzdem ist es wichtig, Gedächtnisstörungen medizinisch und psychologisch abklären zu lassen und entsprechende Therapien einzuleiten.

Dabei sollten Sie jedoch folgendes beachten:

- Konzentration, Wahrnehmung, logisches Denken und die Geschwindigkeit bei Verarbeitungsprozessen stellen sozusagen die Grundlage unseres Gedächtnisses dar. Sie sollten deshalb zur Prävention immer trainiert werden.
- Ebenso wichtig ist es, das Gedächtnis durch gezielte Übungen zu trainieren.
- Wenn das Gedächtnis etwas nachlässt, sollte man die Bereiche, die schlechter geworden sind, mehr trainieren, aber sich dabei nicht überfordern. Ebenso ist es wichtig, das, was gut funktioniert, zu erhalten.
- Der Einsatz der geistigen Leistungen im Alltag ist besonders wichtig. Versuchen Sie deshalb, auch im Alltag Ihre Konzentration und Ihre Merkfähigkeit zu trainieren und zu verbessern, z. B. beim Zeitunglesen oder Einkaufen.
- Das sollte über alle Sinneskanäle erfolgen. Setzen Sie diese deshalb auch gezielt ein und lassen Sie Ihre Seh- und Hörfähigkeit regelmäßig überprüfen.
- Setzen Sie auch Ihre Sprache ein. Verwenden Sie nicht immer die gleichen Wörter, sondern erweitern Sie Ihren Sprachschatz auch durch Lesen.
- Trainieren Sie Ihre Kreativität.
- Üben Sie am besten täglich, möglichst zur gleichen Zeit, und wählen Sie eine Tageszeit, zu der Sie sich wohl fühlen, ausgeruht und entspannt sind.
- Üben Sie maximal eine halbe Stunde. Wenn Sie müde werden, hören Sie auf und machen Sie eine Pause. Überfordern Sie sich nicht!
- Sorgen Sie für eine gute Beleuchtung, eine angenehme Sitzposition und eine ablenkungsfreie Umgebung (keine laute Musik oder laufender Fernseher im Hintergrund).

- Achten Sie auf ausreichend körperliche Bewegung, diese erhält Ihren Körper fit, fördert die Hirndurchblutung und ist ein guter Ausgleich zur geistigen Tätigkeit.
- Sorgen Sie auch für ausreichend Frischluft.
- Setzen Sie sich selbst nicht unter Zeit- oder Leistungsdruck, die Übungen sollen Ihnen Spaß machen und nicht zu einer Überforderung oder Belastung führen.
- Achten Sie auf ausreichende körperliche Bewegung, diese erhält Ihre körperliche Fitness, fördert die Hirndurchblutung und ist ein guter Ausgleich zur geistigen Tätigkeit.
- Beachten Sie auch, dass eine falsche Ernährung und nicht ausreichende Flüssigkeitszufuhr, aber auch beeinträchtigtes Seh- oder Hörvermögen, sowie die Einnahme von bestimmten Medikamenten Ihre Konzentrations- und Lernfähigkeit negativ beeinflussen können.

Die Übungen im vorliegenden Buch sind deshalb sehr breit gefächert und sollen allen Menschen etwas bieten. Viel Spaß!

Univ.-Doz. Dr. Gerald Gatterer
Leiter des Instituts für Alternsforschung der
Sigmund Freud Privatuniversität Wien

Antonia Croy
Alzheimer Austria

1. Lebenspraktische Orientierung

Bei der folgenden Aufgabe geht es darum, sich in der Welt gut und schnell zurecht zu finden. Viele Dinge tun wir automatisch. Damit verbunden ist aber, dass man sich auf Automatismen beschränkt und nicht mehr so flexibel ist. Die folgenden Aufgaben sollen helfen, Automatismen zu nützen, aber auch die Flexibilität zu stärken. Beantworten Sie einfach rasch die folgenden Fragen und schreiben Sie die Antworten auf einen Zettel. Sie können die Übung auch öfter machen, da sich einiges täglich verändert. Wenn Sie dabei Probleme haben, informieren Sie sich genauer durch Lektüre Ihrer Tageszeitung, fragen Sie Freunde, etc.

1 Leicht:

Was ist heute für ein genaues Datum?

Wie spät ist es jetzt?

Welche Jahreszeit ist gerade?

Wie wird das heutige Wetter laut Wetterbericht werden?

Was haben Sie vor einer Stunde getan?

Was haben Sie heute noch alles vor?

Wie lautet Ihre Telefonnummer und Sozialversicherungsnummer?

Versuchen Sie, drei aktuelle Tagesereignisse genauer zu erinnern.

Wie heißen die aktuellen politischen Parteien und welche Namen kennen Sie?

Wie sind die genauen Adressen Ihrer Kinder, Freunde, Bekannten, des Hausarztes?

Was waren Ihre letzten Urlaubsziele?

G. Gatterer und A. Croy, *Geistig fit ins Alter 4*, https://doi.org/10.1007/978-3-662-53099-3_1

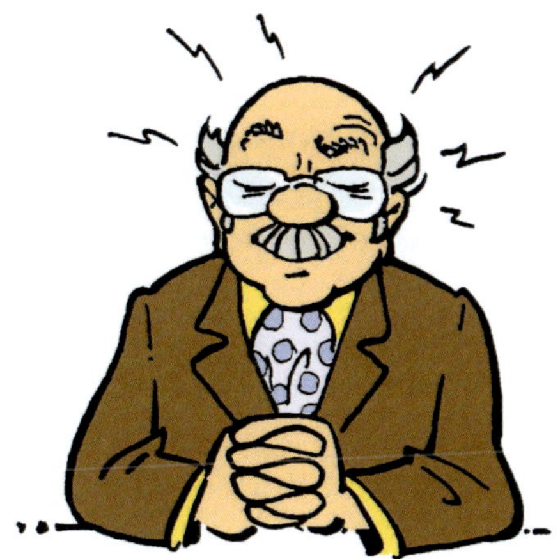

2 Mittel:

Was für ein Datum ist heute in einer Woche, zwei Wochen, drei Wochen?

Wie spät ist es in drei Stunden, fünf Stunden, elf Stunden?

Welche Jahreszeit ist in einem Monat, drei Monaten, fünf Monaten, neun Monaten?

Wie war das Wetter gestern?

Was haben Sie gestern alles getan? Wann und mit wem?

Was waren die Urlaube der letzten drei Jahre?

Versuchen Sie sich möglichst genau an die letzten Nachrichten, Zeitungsinhalte, ein gelesenes Buch zu erinnern!

Wie heißen die Mitglieder der Bundesregierung?

Wo genau sind die nächste Einkaufsmöglichkeit, die nächste Apotheke, das nächste Krankenhaus?

Wie lauten die Adressen und Telefonnummern Ihrer Kinder und Freunde? Wann sind sie geboren und wie alt sind sie?

3 Schwer:

Sie wollen von Wien nach Bregenz fahren, welche Städte passieren Sie?

Wieviel Geld brauchen Sie etwa, um einen normalen Wocheneinkauf zu tätigen?

Welche Personen und Organisationen kennen Sie aus der EU?

Welche Präsidenten von Ländern kennen Sie mit Namen? Zählen Sie sie auf.

Welche Staaten kennen Sie und wo liegen sie etwa?

Wie lauten die Adressen wichtiger Institutionen und Organisationen?
Z. B. nächstes Krankenhaus, Rathaus, Finanzamt, Gasthaus.
Wie viele finden Sie?

Welche Versicherungen haben Sie? Was ist wichtig, zu versichern?

Wie lautet Ihre eigene Kontonummer?

Wie lauten die Namen Ihrer Medikamente und in welcher Dosis nehmen Sie sie wann?

Planen Sie ein Mittagsmenü/Abendmenü. Was benötigen Sie dazu an Lebensmitteln?

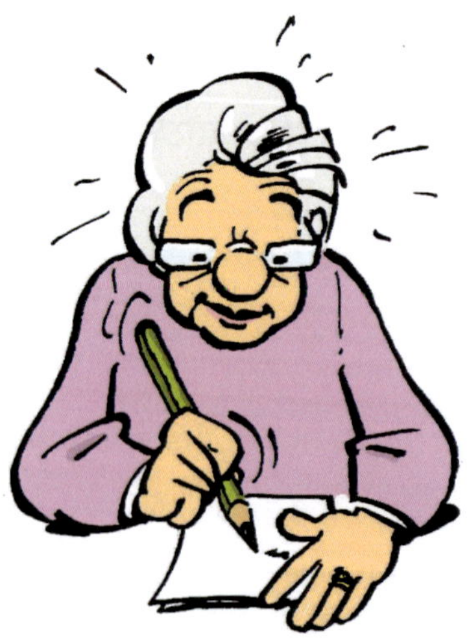

2. Konzentrationsfähigkeit

Bei dieser Übung sollen Sie Ihre Konzentrationsfähigkeit trainieren.
Konzentration ist eine Basisfähigkeit und bei vielen täglichen Aktivitäten notwendig.
Sie finden hier immer ein Originalbild mit mehreren ausgefüllten Kästchen.
Versuchen Sie, dieses einfach zu kopieren, also auf der anderen Seite gleich abzuzeichnen. Es beginnt einfach und wird dann schwieriger.

1 Leicht:

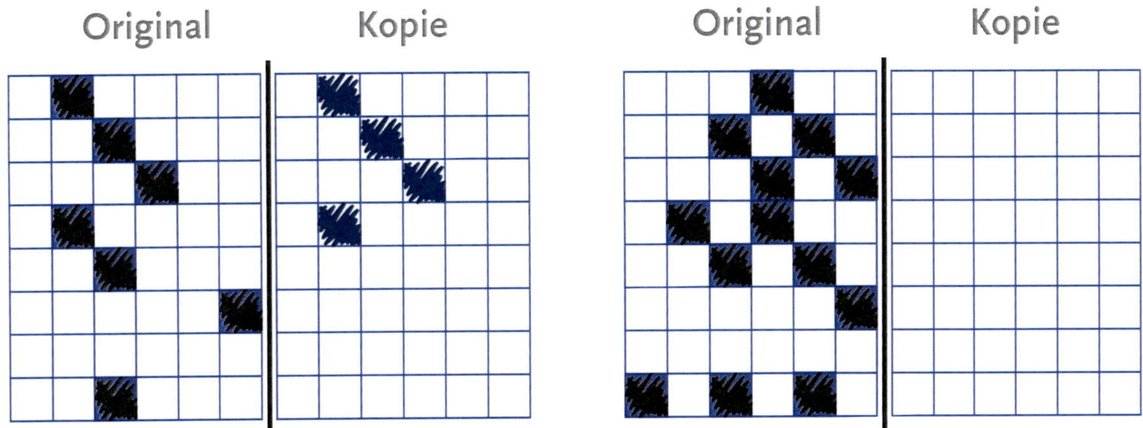

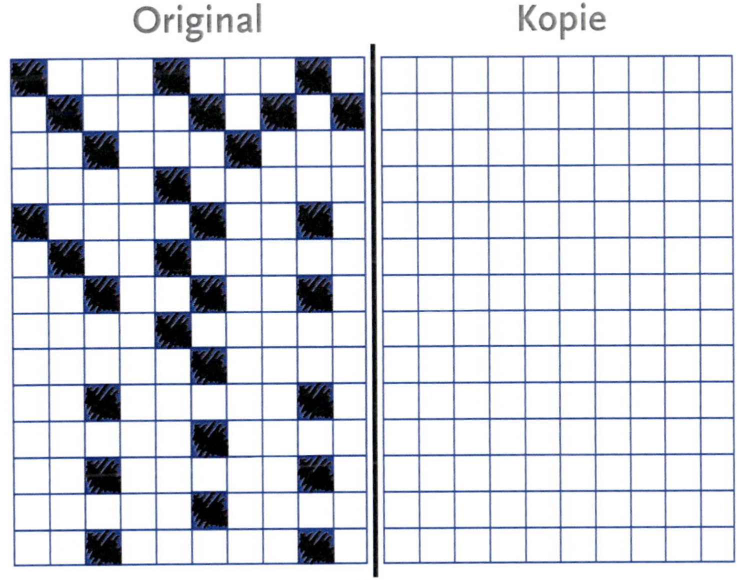

G. Gatterer und A. Croy, *Geistig fit ins Alter 4*, https://doi.org/10.1007/978-3-662-53099-3_2

Nunmehr wird es etwas schwieriger.
Sie haben wieder ein Original, sollen dieses aber spiegelverkehrt abzeichnen.
Also genau in die entgegengesetzte Richtung.
Diese Übung trainiert neben Konzentrationsfähigkeit auch die Flexibilität des Denkens.

2 Mittel:

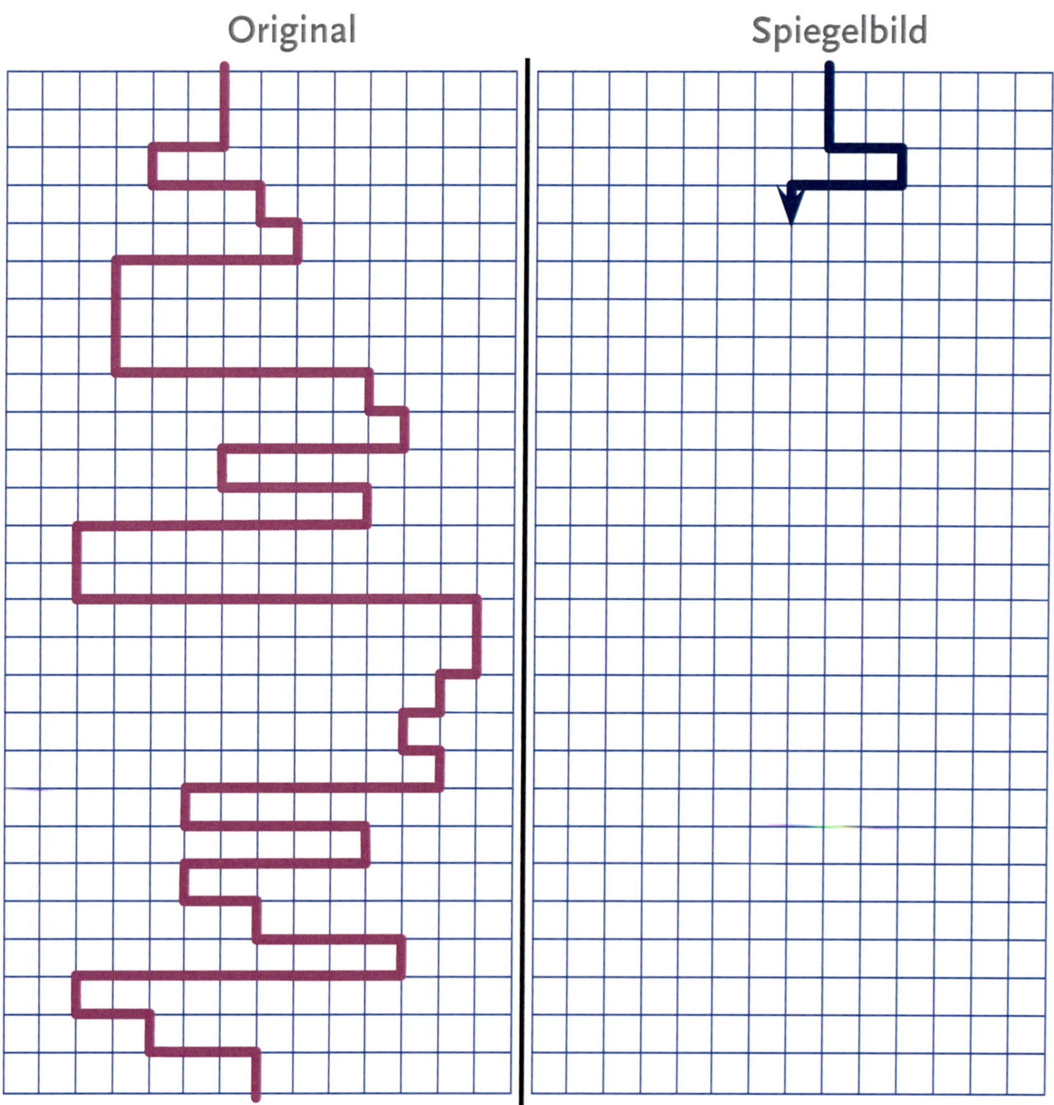

Jetzt wird es noch schwieriger.

3 Schwer:

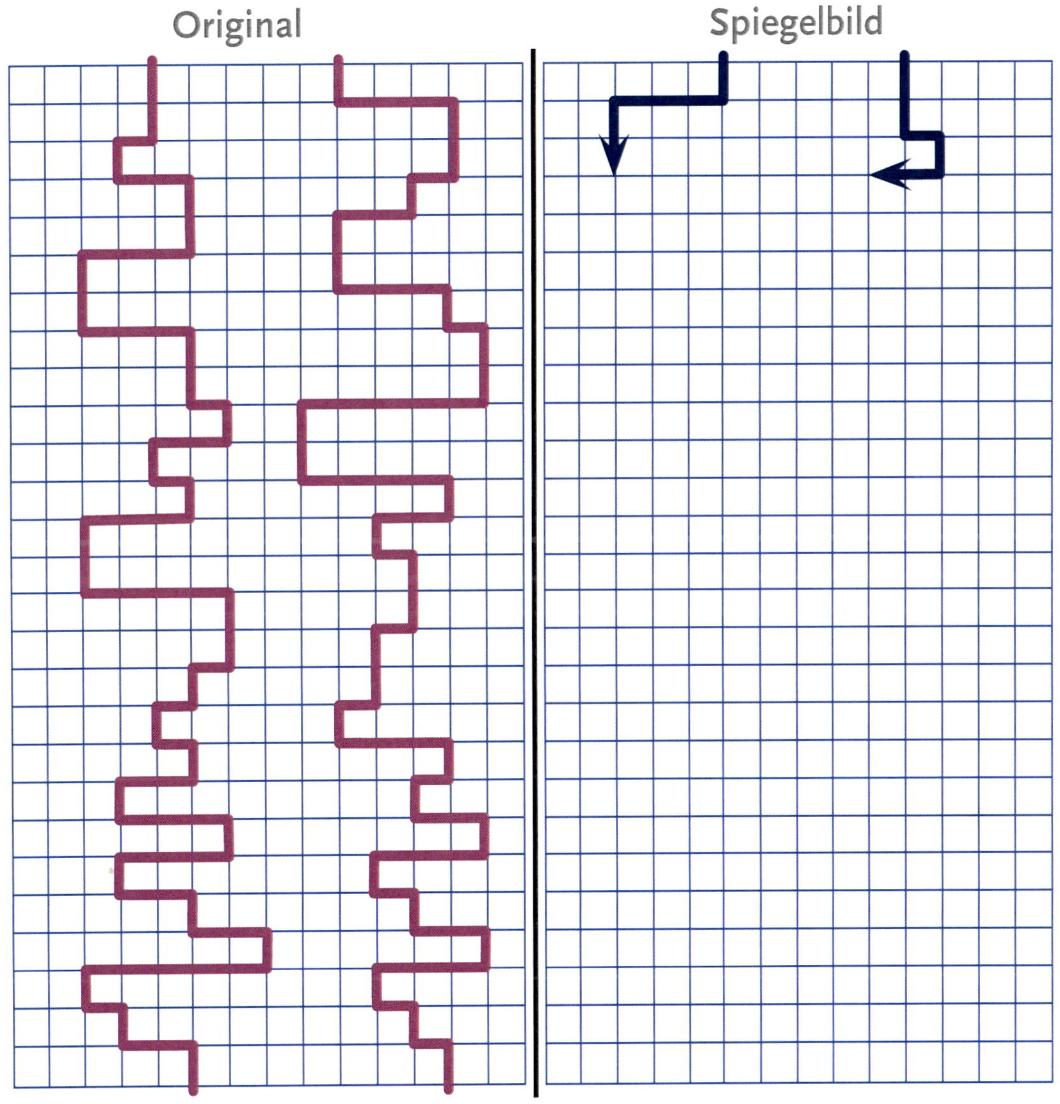

3 Schwer:

Vergleichen Sie die Kästchen rechts und links.
Es fehlen auf jeder Seite Kästchen von der anderen Seite.
Man muss also auf beiden Seiten ergänzen!

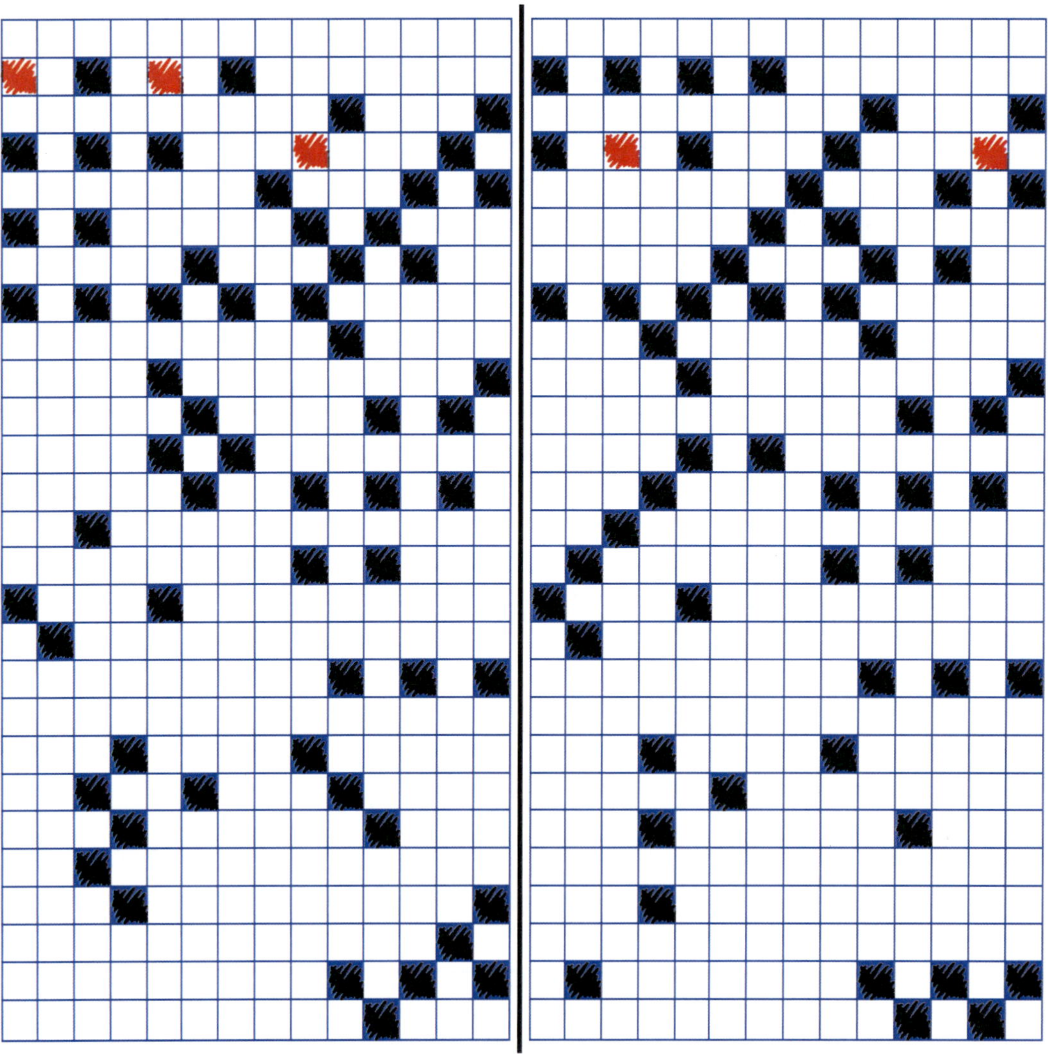

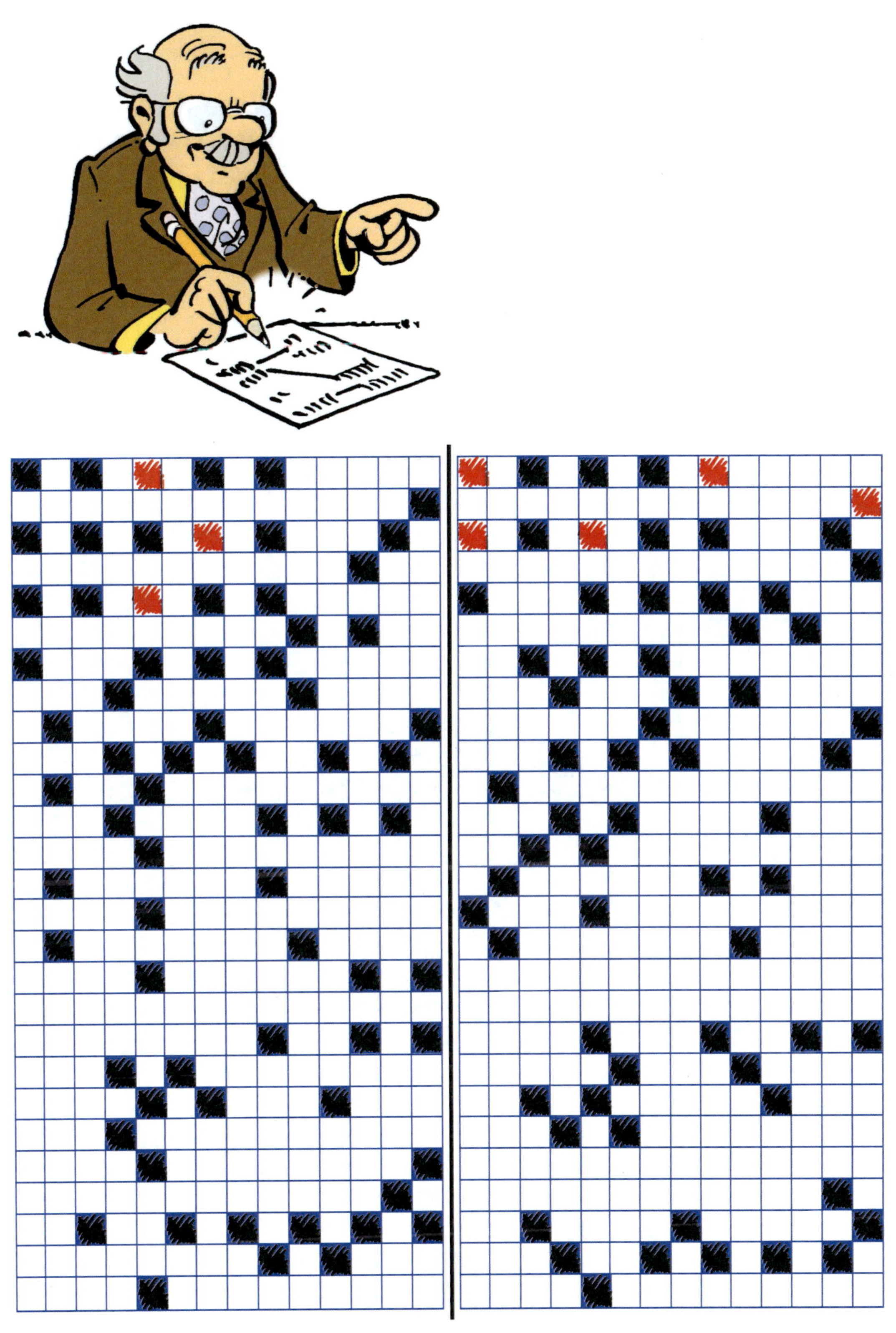

3. Kreativität und Gedächtnis

Kreativität, Ordnung und Spaß sind wichtige Faktoren, um sich etwas zu merken! Hier finden Sie beides vereint. Malen Sie die folgenden Figuren aus und versuchen Sie, sich dabei zu merken, welche Farben Sie wo verwendet haben. Auf der nächsten Seite finden Sie die Figuren nochmals. Versuchen Sie, diese gleich wie vorher auszumalen.

1 **Leicht:** Verwenden Sie nur **zwei, drei oder vier Farben**. Beginnen Sie mit zwei Farben. Planen Sie logisch, um es sich leichter zu merken, z. B. Muster rot/grün/rot/grün.
2 **Mittel:** Verwenden Sie **fünf bis sieben Farben** und planen Sie logisch.
3 **Schwer:** Sie können **so viele Farben** verwenden, wie Sie möchten. Versuchen Sie, flexibel ohne Logik zu malen.
Der Schwierigkeitsgrad der Aufgabe hängt von der Anzahl der Farben ab.

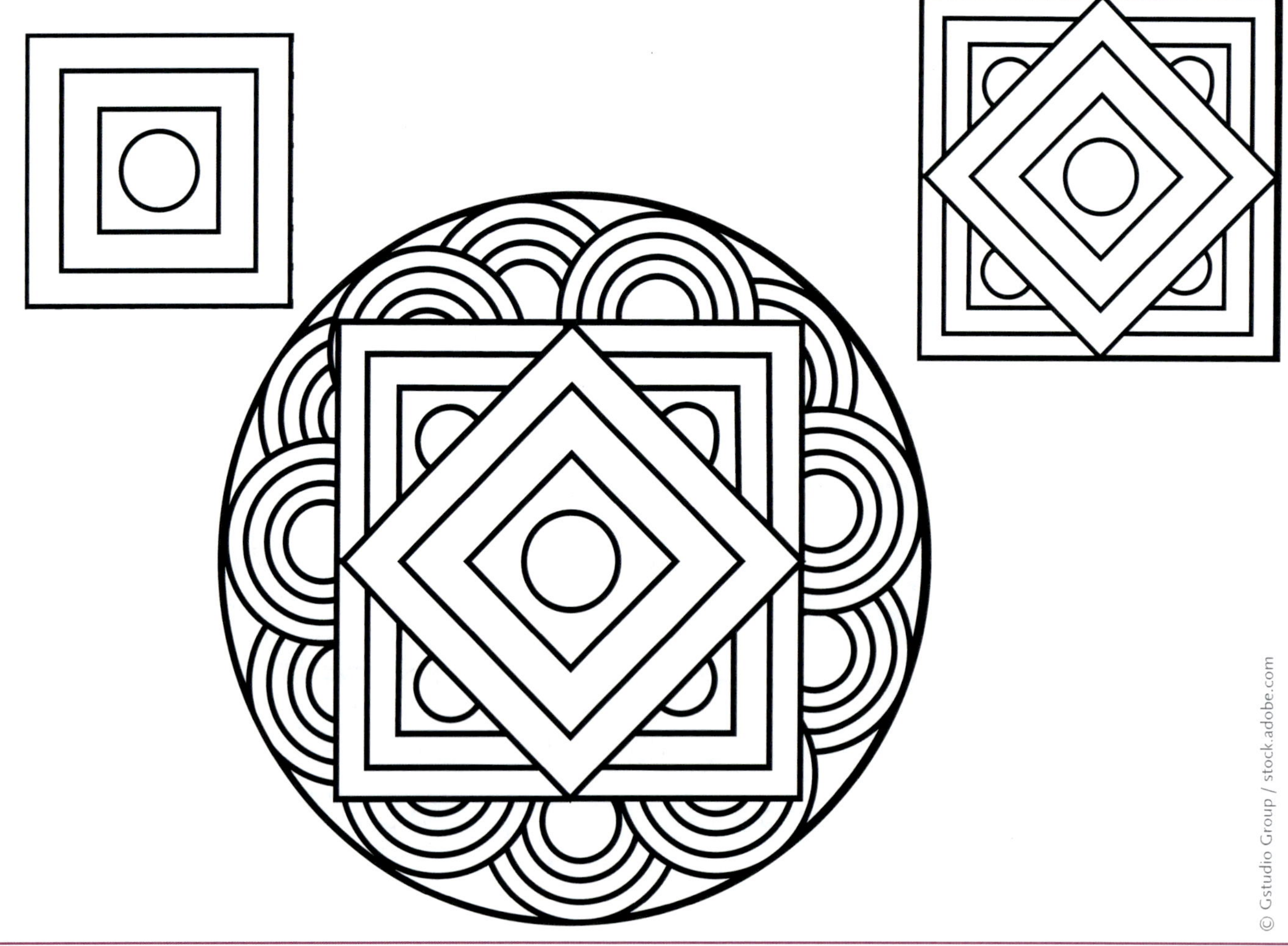

G. Gatterer und A. Croy, *Geistig fit ins Alter 4*, https://doi.org/10.1007/978-3-662-53099-3_3

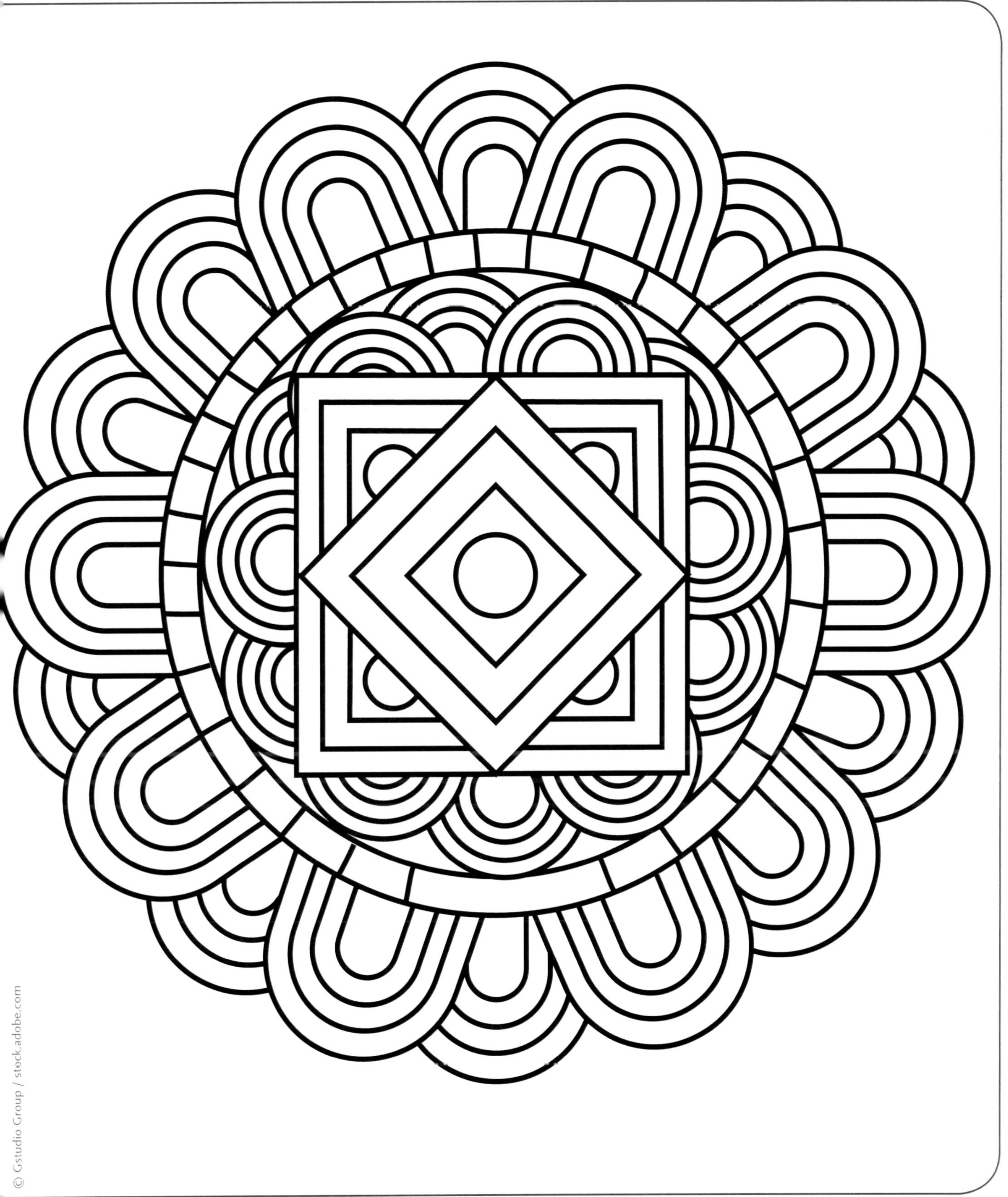

Wissen Sie noch, welche Farben Sie verwendet haben?

Versuchen Sie, die Bilder genau wie vorher auszumalen!

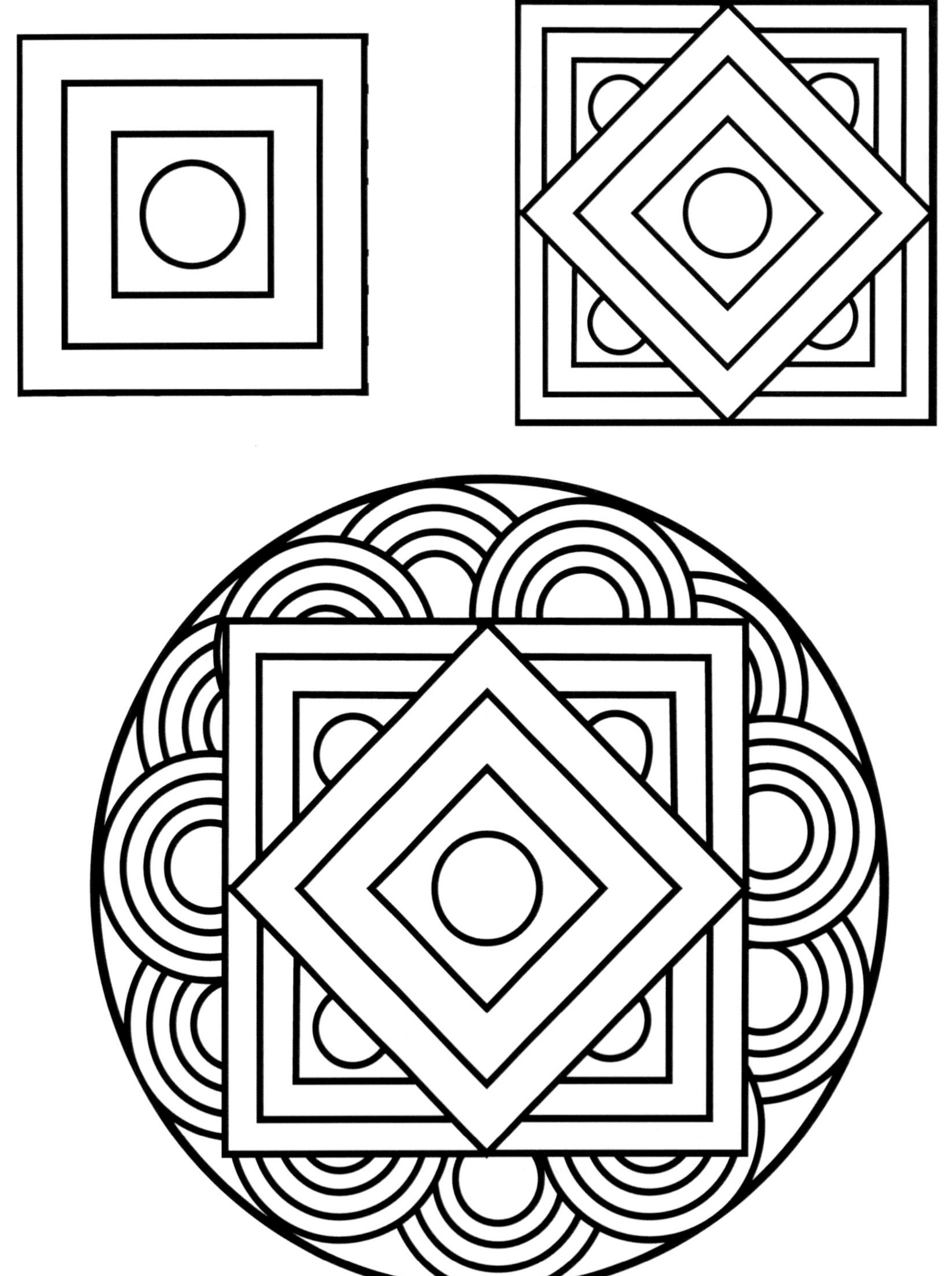

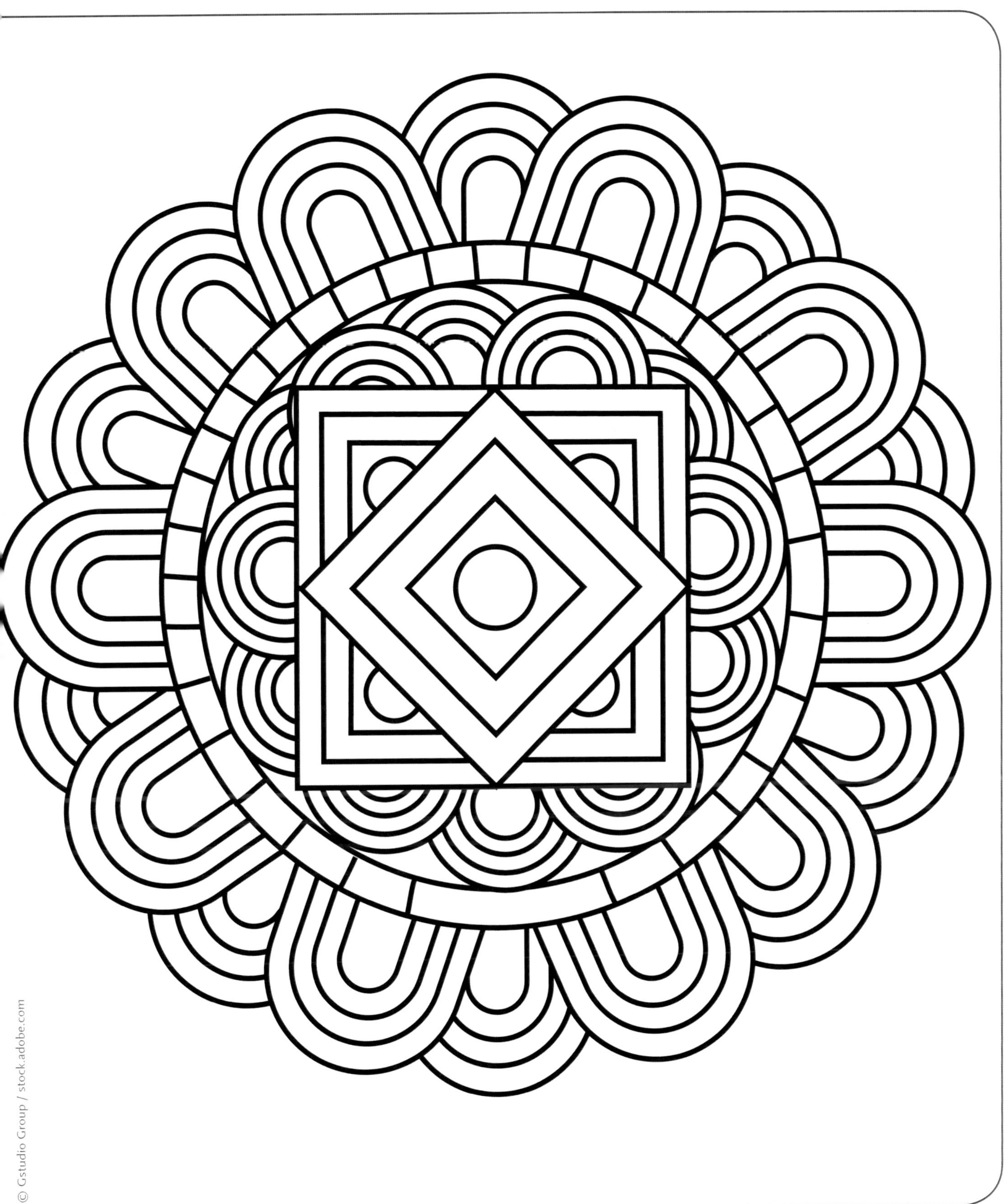

4. Logisches Denken/Rechenfähigkeit

Hier sehen Sie Tresore und Geldscheine.

Ihre Aufgabe ist es nun, dieses Geld auf die Tresore so aufzuteilen, dass in jedem Tresor gleich viel Geld ist.

1 Leicht:

Teilen Sie das Geld auf zwei Tresore auf.

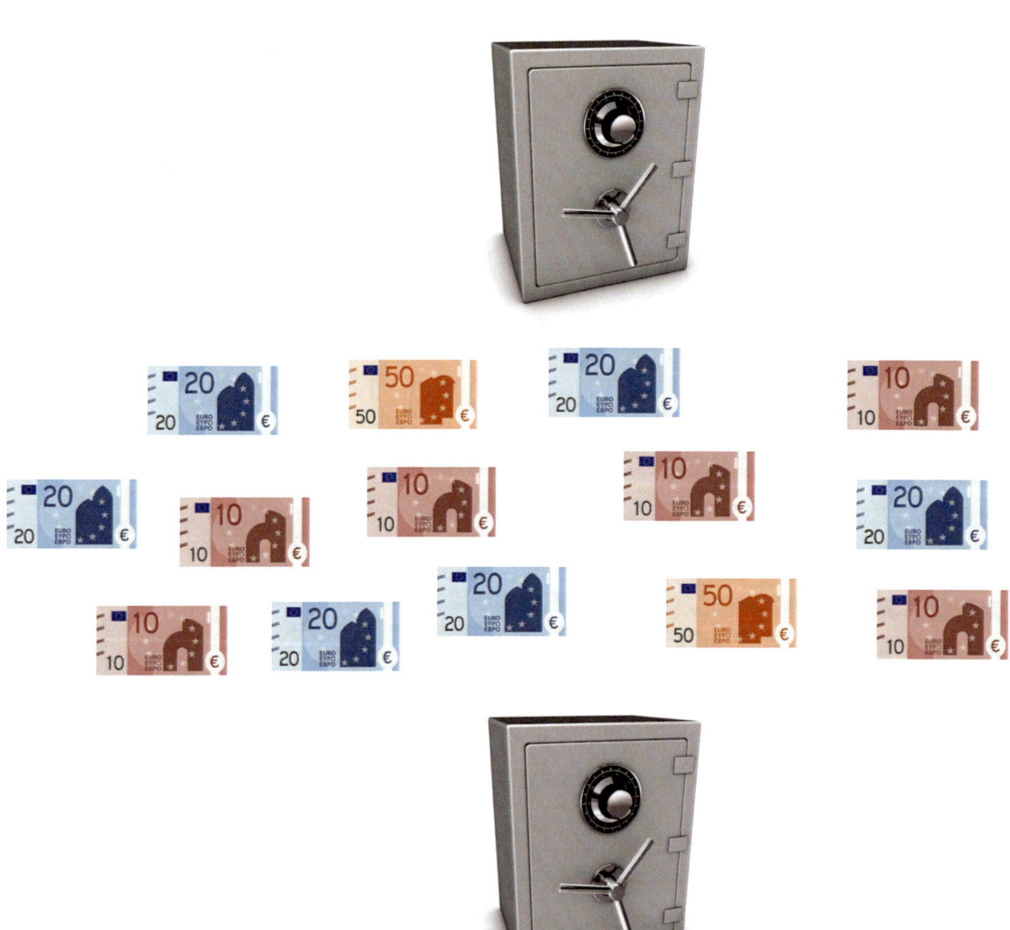

G. Gatterer und A. Croy, *Geistig fit ins Alter 4*, https://doi.org/10.1007/978-3-662-53099-3_4

2 Mittel:

Teilen Sie das Geld zuerst auf drei und dann auf vier Tresore auf.

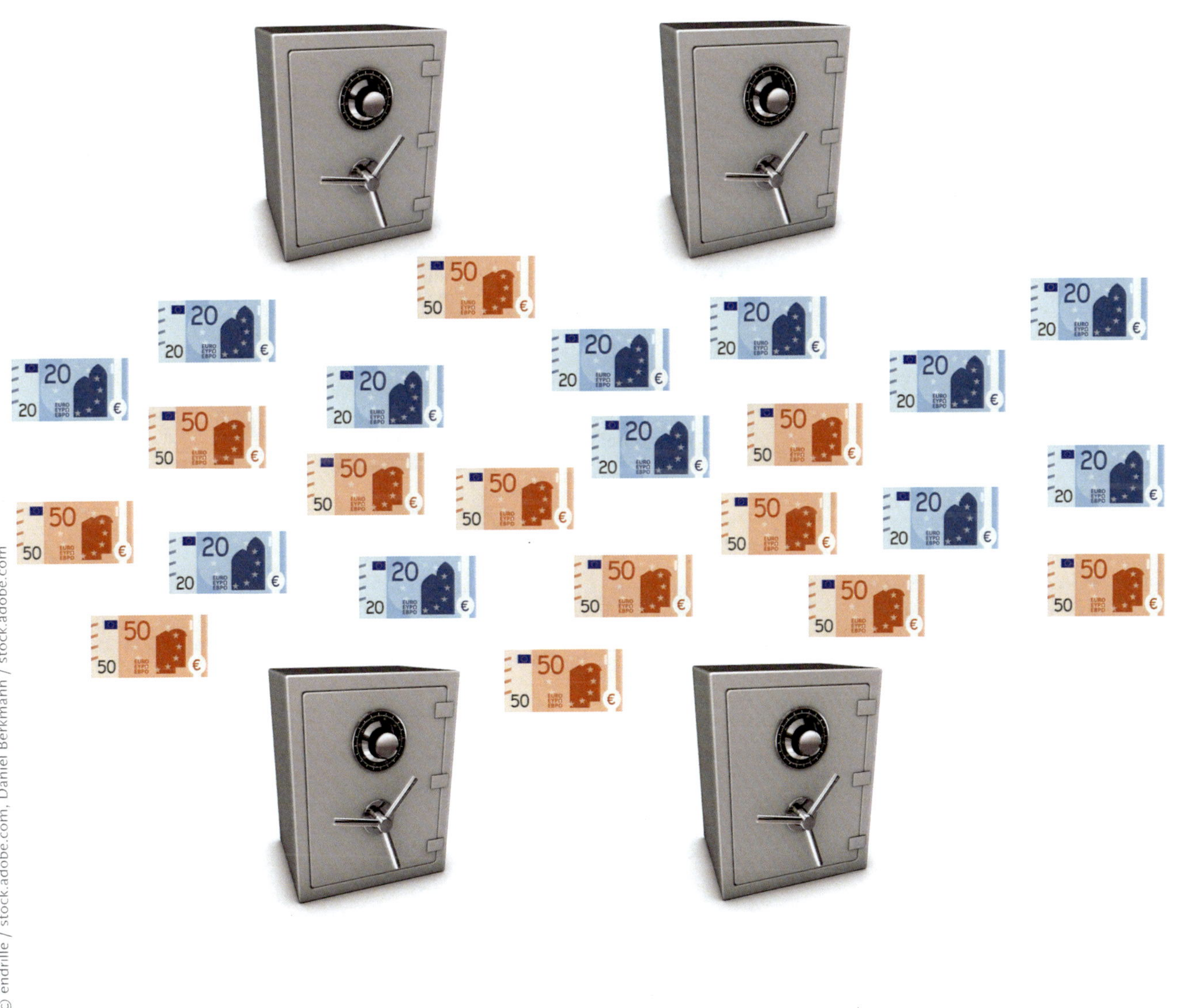

3 Schwer:

Teilen Sie das Geld auf fünf und dann auf sechs Tresore auf.

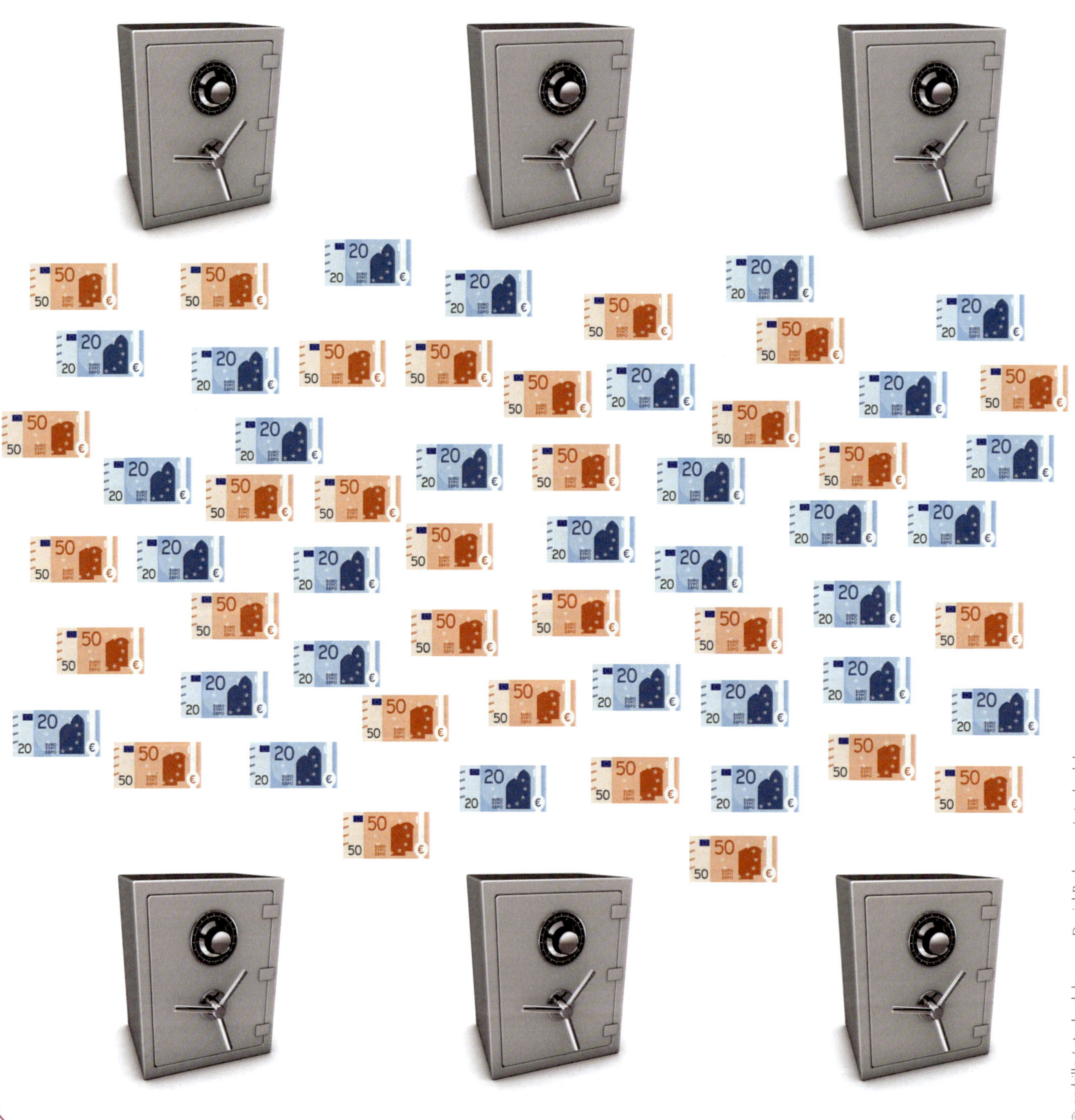

5. Sprache/logisches Denken

Diese Übung kann auch als Spiel in der Gruppe durchgeführt werden.
Es gewinnt derjenige, der die meisten Wörter findet oder den längsten Satz bildet.

1 Leicht: Versuchen Sie immer, ein Wort zu finden, welches logisch zum vorhergehenden passt. Die Wortkette sollte möglichst lang werden. Die Anfangswörter sind dabei vorgegeben. Sie können aber auch eigene Wörter verwenden.
Z. B. Apfel – Baum – Blatt – Stängel – grün – gelb – Sonne – ....

Apfel ....
....
....

Sessel ....
....
....

Pferd ....
....
....

Hund..
....
....

Haus ....
....
....

Freude..
....
....

G. Gatterer und A. Croy, *Geistig fit ins Alter 4*, https://doi.org/10.1007/978-3-662-53099-3_5

2 Mittel:
Nehmen Sie die Wörter von vorhin und bilden Sie mit jedem Wort einen möglichst langen Satz. Sie dürfen aber vor dem jeweiligen Wort maximal ein anderes Wort verwenden.

Z. B. Der **Apfel** wurde gestern Nachmittag, als das Wetter noch schön war, im sonnigen Garten geerntet und liegt nun zusammen mit anderem Obst schön angerichtet in der Glasschüssel, um als frisch zubereiteter Obstsalat von den schon hungrigen Kindern gegessen zu werden.

3 Schwer:
Versuchen Sie, aus den Wörtern, die Sie bei jedem Wort in der leichten Übung gefunden haben, einen Satz zu bilden und möglichst viele dieser Wörter zu verwenden.

Z. B. Der **Apfel** hängt am **Baum**, verdeckt vom **Blatt** am **grünen Stängel**, und reift **gelb** in der **Sonne**.

6. Konzentrationsfähigkeit/Motorik

Diese Übung besteht aus mehreren Teilen.
Lassen Sie keinen Kreis aus und versuchen Sie, möglichst rasch zu arbeiten!

1 Leicht:

a) Berühren Sie kurz jeden Kreis mit dem Mittelfinger.
b) Berühren Sie nun die Kreise getrennt nach Farbe, also alle roten, grünen ...

2 Mittel: Berühren Sie nun die Kreise in der Reihenfolge:
Ein roter, ein grüner, ein gelber, ein blauer, ein roter, ein grüner, ein gelber ...

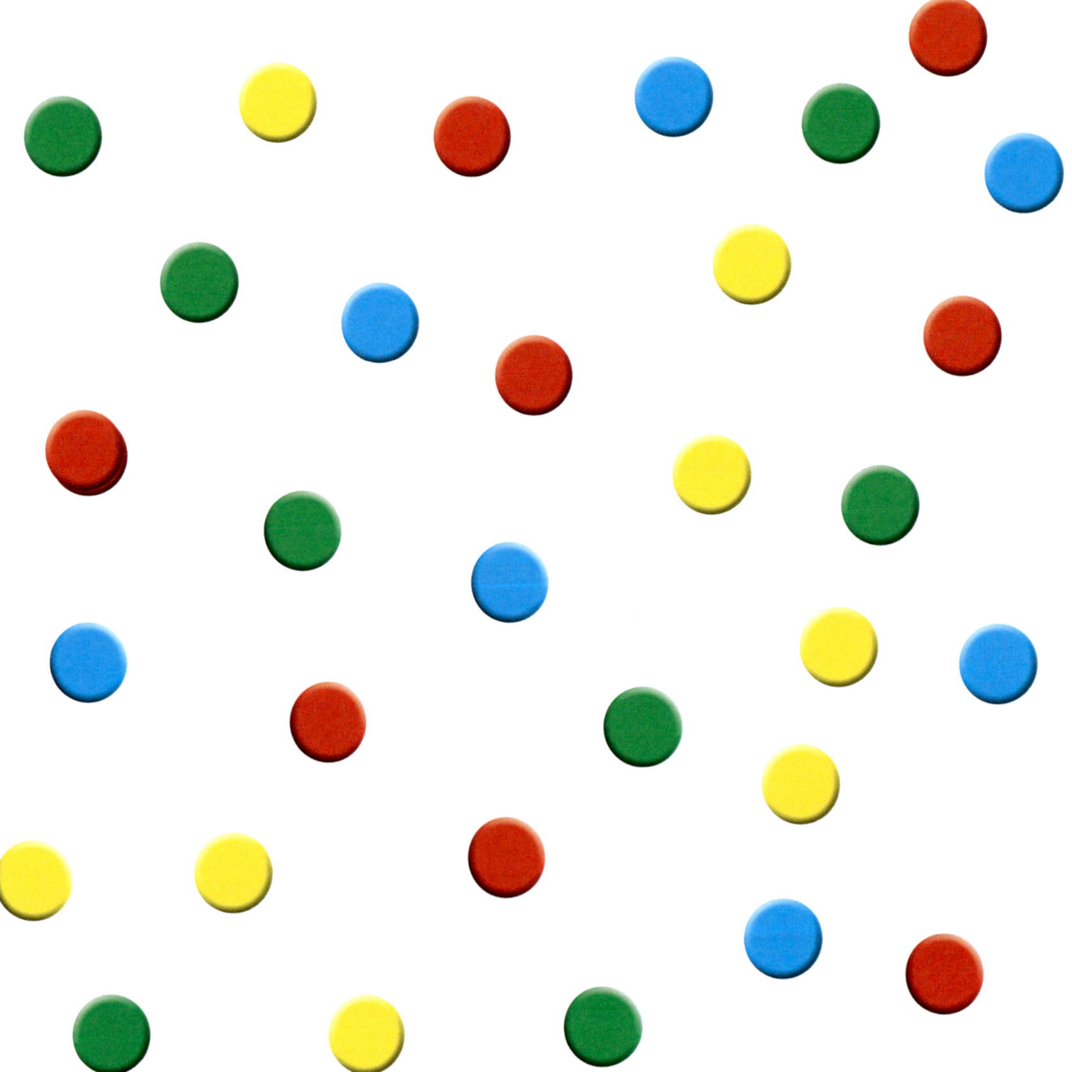

G. Gatterer und A. Croy, *Geistig fit ins Alter 4*, https://doi.org/10.1007/978-3-662-53099-3_6

3 Schwer:

a) Nehmen Sie nun einen Stift und fahren Sie einen Slalom, indem Sie alle Kreise nur einmal umfahren. Sie können in jede Richtung fahren, die Linien dürfen sich jedoch nicht kreuzen. Ein Beispiel ist die schwarze Linie.

b) Fahren Sie nun nochmals einen Slalom, es müssen aber jeweils alle vier Farben immer hintereinander sein. Die Linien dürfen sich auch kreuzen.

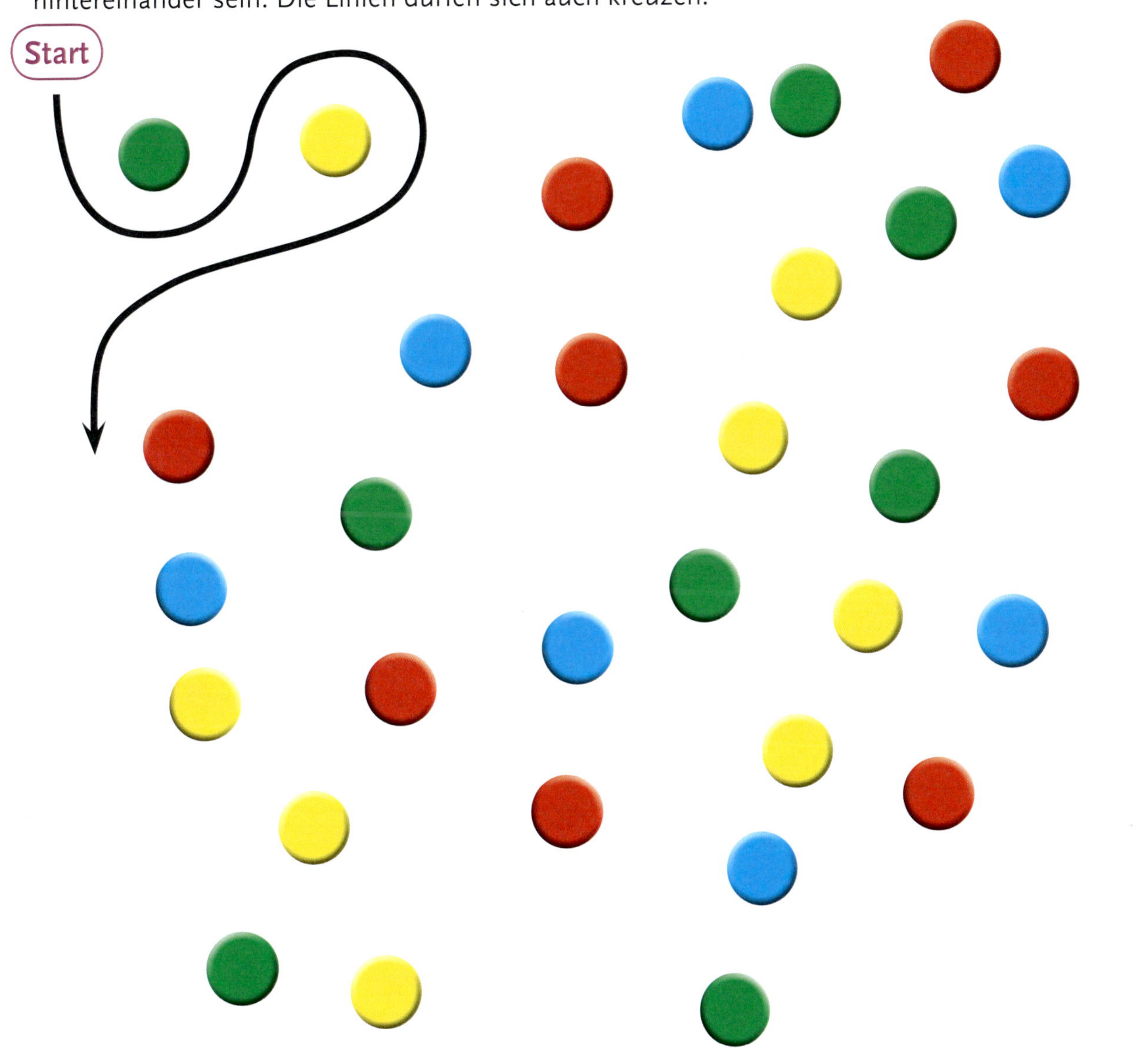

7. Plane deinen Tag

Bei den folgenden Aufgaben sollen Sie Ihren Tag planen, um alle Aufgaben gut unterzubringen. Dabei müssen Sie aber die angeführten Kriterien, z. B. Erreichbarkeit des Arztes, der Kinder etc. und die Wegzeiten mitberücksichtigen.

1 Leicht:

a) **Bringen Sie den Tag in die richtige Reihenfolge:**
Spaziergang 9 Uhr, Aufstehen 7 Uhr, Nachmittagskaffee 16 Uhr.

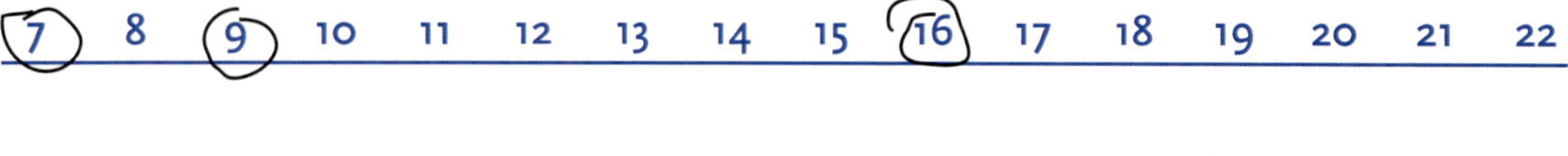

b) **Bringen Sie den Tag in die richtige Reihenfolge:**
14 Uhr Spaziergang, 7.30 Uhr Aufstehen, 20 Uhr schlafen, 8 Uhr Frühstücken, 12 Uhr Mittagessen, 9 Uhr Spaziergang, 19 Uhr Abendessen.

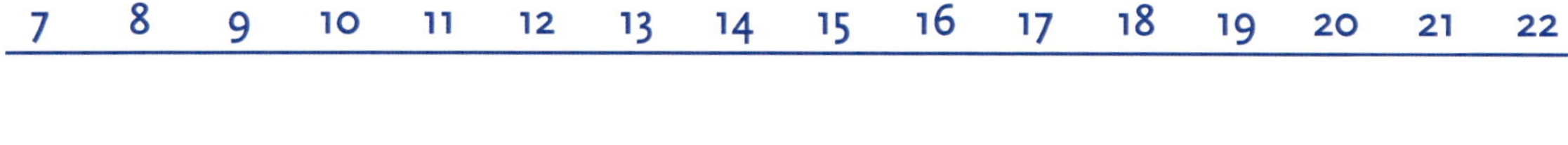

c) **Bringen Sie den Tag in die richtige Reihenfolge:** Mittagessen um 12, nach dem Abendessen Fernsehen und ins Bett, Aufstehen 7 Uhr, Duschen und Anziehen bis 9, ein kleines Schläfchen bis 14 Uhr dann ein einstündiger Spaziergang, Nach dem Duschen, Einkaufen und Kochen, Abendessen um 18 Uhr, Frühstücken bis 8.

7 8 9 10 11 12 13 14 15 16 17 18 19 20 21 22

Lösungen: a) *Aufstehen 7 Uhr, Spaziergang 9 Uhr, Nachmittagskaffee 16 Uhr.*
b)7.30 Uhr Aufstehen, 8 Uhr Frühstücken, 9 Uhr Spaziergang, 12 Uhr Mittagessen, 14 Uhr Spaziergang, 19 Uhr Abendessen, 20 Uhr schlafen.
c) Aufstehen 7 Uhr. Frühstücken bis 8, duschen und Anziehen bis 9, dann Einkaufen und Kochen. Mittagessen um 12. Ein kleines Schläfchen bis 14 Uhr, dann ein einstündiger Spaziergang. Abendessen 18 Uhr. Dann Fernsehen und ins Bett.

G. Gatterer und A. Croy, *Geistig fit ins Alter 4*, https://doi.org/10.1007/978-3-662-53099-3_7

Tragen Sie wieder Ihren Tag in der richtigen Reihenfolge mit Aktivitäten und Zeit ein.

d) Sie wollen zum Arzt wegen eines Rezeptes (Ordinationszeiten 8 – 11 Uhr), die Enkelkinder besuchen und Essen bringen (zwischen 10 und 13 Uhr), einkaufen (ab 8 Uhr bis 18 Uhr) und kochen, sich am Nachmittag mit einer Freundin treffen, in der Apotheke das Medikament holen.

7 8 9 10 11 12 13 14 15 16 17 18 19 20 21 22

. . . .

2 Mittel:

e) Sie wollen am Vormittag zwei Stunden spazieren gehen, müssen aber vorher einkaufen und kochen, danach wollen Sie aber noch die Enkelkinder besuchen und um 13 Uhr mittagessen. Am Nachmittag wollen Sie eine Freundin um 15 Uhr zum Kaffee treffen, müssen aber zuvor noch in die Apotheke und wollen um 18 Uhr Ihre Lieblingssendung im Fernsehen sehen.

7 8 9 10 11 12 13 14 15 16 17 18 19 20 21 22

. . . .

f) Wann sind Sie wo und tun was? Sie gehen um 8 aus dem Haus. Vor zwei Stunden sind Sie aufgestanden. In eineinhalb Stunden müssen Sie beim Arzt sein. Ihre Freundin kommt sechs Stunden nach dem Aufstehen. Länger als dreizehn Stunden wollen Sie heute aber nicht aufbleiben.

7 8 9 10 11 12 13 14 15 16 17 18 19 20 21 22

. . . .

Lösungen: d) *einkaufen, kochen, Arzt, Apotheke, Kinder, Freundin.*
e) *einkaufen, kochen, spazieren, Enkel, mittagessen, Apotheke, Freundin, Fernsehen.*
f) *Aufstehen 6 Uhr, 8 Uhr weggehen. Arzt 9.30, 11 Uhr Freundin, schlafen 7 Uhr.*

Tragen Sie wieder Ihren Tag in der richtigen Reihenfolge mit Aktivitäten und Zeit ein.

g) Wann sind Sie wo und tun was? Endlich Mittagessen um 12. Jetzt sind Sie schon 5 Stunden wach. Vor zweieinhalb Stunden waren Sie noch beim Arzt. In 3 Stunden sollten Sie bei den Kindern sein. Das dauert immer 2 Stunden. Dazwischen sollten Sie noch einkaufen. Aber um 19 Uhr ist Fernsehen. Die Freundin will auch noch vorbeikommen.

7	8	9	10	11	12	13	14	15	16	17	18	19	20	21	22

....

h) Heute ist ein hektischer Tag, der gut geplant werden muss. Sie wollen sich um 15 Uhr mit Ihren Freundinnen bei sich zu einer Jause treffen. Vorher müssen Sie aber noch Wäsche waschen, der Einkauf sollte aber da schon erledigt sein, da Sie um 12 Mittag essen und sich noch was kochen wollen. Die Kinder wollen aber auch noch knapp vorher kommen und sich Essen holen. Am Abend wollen Sie noch um 19 Uhr in ein Konzert gehen, wofür Sie eine Vorbereitung von 2 Stunden benötigen. Dazwischen muss sich aber auch noch der Friseur ausgehen.

7	8	9	10	11	12	13	14	15	16	17	18	19	20	21	22

....

Lösungen: g) *Aufstehen um 7, Arzt 9.30, Einkauf 13 bis 15 Uhr, Kinder 16 Uhr, Freundin 18.30, Fernsehen 19 Uhr.*
h) *Wäsche waschen, einkaufen, Kinder besuchen, Essen kochen, Freundin, Konzert.*

Tragen Sie wieder Ihren Tag in der richtigen Reihenfolge mit Aktivitäten und Zeit ein.

i) Dieser Urlaubstag ist anstrengend. Sie haben viel vor. Sie wollen an den Strand, möchten aber vorher frühstücken und sollten schauen, was für Ausflüge geplant sind. Diese starten meist um 10 Uhr und dauern bis 16 Uhr. Da wollen Sie dabei sein. Am Nachmittag gibt es aber um 18 Uhr das Nachtmahl. Fitness um 17 Uhr wäre auch gut für den Körper. Um 21.30 ist ein interessanter Vortrag. Der wäre auch schön. Dauert aber bis 22.30. Eigentlich wollten Sie sich auch noch mit einem Bekannten an der Bar treffen. Dem müssen Sie noch sagen, wann Sie kommen.
Sie wollen aber um 23 Uhr im Bett sein. Geht sich das alles aus?

7 8 9 10 11 12 13 14 15 16 17 18 19 20 21 22

. . . .

j) Wieder so ein hektischer Tag. Sie wollen sich um 9 mit den Kindern treffen.
Da brauchen Sie aber 1 Stunde hin. Vorher noch duschen, anziehen, Zähne putzen und Kaffee trinken, aber in der richtigen Reihenfolge. Wann müssen Sie aufstehen? Die Freundin will auch um 14.30 kommen. Wann müssen Sie da von den Kindern weg und wie lange können Sie mit der Freundin plaudern, wenn Sie um 19 Uhr die Nachrichten sehen wollen und vorher noch Nachtmahl essen, was meist 1 Stunde dauert. Auch ja: Den Garten müssen Sie auch noch 1,5 Stunden gießen.
Wann kommen Sie da ins Bett?

7 8 9 10 11 12 13 14 15 16 17 18 19 20 21 22

. . . .

Lösungen: i) *Ausflüge schauen, Frühstück, Strand, Ausflug, Fitness, Nachtmahl, Bar um 20 bis 21 Uhr, Vortrag, schlafen.*
j) *Aufstehen um 7, Kaffee trinken, Zähne putzen, duschen, anziehen, weggehen um 8, 1 Stunde Fahrt, um 9 bei den Kindern, Besuch bis 13 Uhr, Rückfahrt 1 Stunde, Freundin kommt um 14.30, plaudern bis 18 Uhr. Danach essen und um 19 Uhr Nachrichten sehen. Um 19.30 im Garten gießen – das dauert 1,5 Stunden und um 21 Uhr ins Bett.*

7. (a) Gedächtnisaufgabe zu „Plane deinen Tag“:

Blättern Sie nun nochmals zurück und lesen Sie sich jeweils einen Tag durch.
Und versuchen Sie, sich Ihren Tag möglichst gut zu merken.

Dann blättern Sie wieder auf diese Seite und setzen Sie das Fehlende ein.
Wenn es nicht gleich klappt, nicht verzweifeln. Einfach nochmals versuchen. Das Gedächtnis muss man trainieren!

1 Leicht:

a) Spaziergang . . . Uhr, aufstehen . . . Uhr, Nachmittagskaffee . . . Uhr.

b) . . . Uhr Spaziergang, . . . Aufstehen, . . . Uhr schlafen, . . . Uhr frühstücken, . . . Uhr mittagessen, . . . Uhr Spaziergang, . . . Uhr Abendessen.

c) Aufstehen . . . Uhr. Frühstücken bis . . . Duschen und anziehen bis . . . Dann einkaufen und kochen. Mittagessen um . . . Ein kleines Schläfchen bis . . . Uhr, dann ein . . . stündiger Spaziergang. Abendessen um . . . Uhr. Dann fernsehen und ins Bett.

Tragen Sie Ihren Tag in der richtigen Reihenfolge und Zeit ein.
d) Kochen, Einkaufen, Arzt, Apotheke, Enkelkinder, Freundin

7	8	9	10	11	12	13	14	15	16	17	18	19	20	21	22

. . . .

2 Mittel:
Tragen Sie wieder Ihren Tag in der richtigen Reihenfolge und Zeit ein.
e) Kochen, Fernsehen, mittagessen, Freundin, spazieren, einkaufen, Enkelkinder, Apotheke

7	8	9	10	11	12	13	14	15	16	17	18	19	20	21	22

. . . .

3 Schwer:

Heute ist ein hektischer Tag, der gut geplant werden muss. Sie wollen sich um . . . Uhr mit Ihren Freundinnen bei sich zu einer Jause treffen. Vorher müssen Sie aber noch Wäsche waschen, der Einkauf sollte aber da schon erledigt sein, da Sie um . . . mittagessen und sich noch was kochen wollen. Die Kinder wollen aber auch noch knapp vorher kommen und sich Essen holen. Am Abend wollen Sie noch um . . . Uhr in ein Konzert gehen, wofür Sie eine Vorbereitung von . . . Stunden benötigen.
Dazwischen muss sich aber auch noch der Friseur ausgehen!

Tragen Sie wieder Ihren Tag in der richtigen Reihenfolge und Zeit ein.

7 8 9 10 11 12 13 14 15 16 17 18 19 20 21 22

. . . .

Dieser Urlaubstag ist anstrengend. Sie haben viel vor. Sie wollen an den Strand, möchten aber vorher frühstücken und sollten schauen, was für Ausflüge geplant sind. Diese starten meist um . . . Uhr und dauern bis . . . Uhr. Da wollen Sie dabei sein. Am Nachmittag gibt es aber um 18 Uhr das . . . Fitness um . . . Uhr wäre auch gut für den Körper. Um . . . ist ein . . .Der wäre auch schön. Dauert aber bis . . . Eigentlich wollten Sie sich auch noch mit einem Bekannten . . . . . . treffen. Dem müssen Sie noch sagen, wann Sie kommen. Sie wollen aber um . . . Uhr im Bett sein. Geht sich das alles aus?

Tragen Sie wieder Ihren Tag in der richtigen Reihenfolge und Zeit ein.

7 8 9 10 11 12 13 14 15 16 17 18 19 20 21 22

. . . .

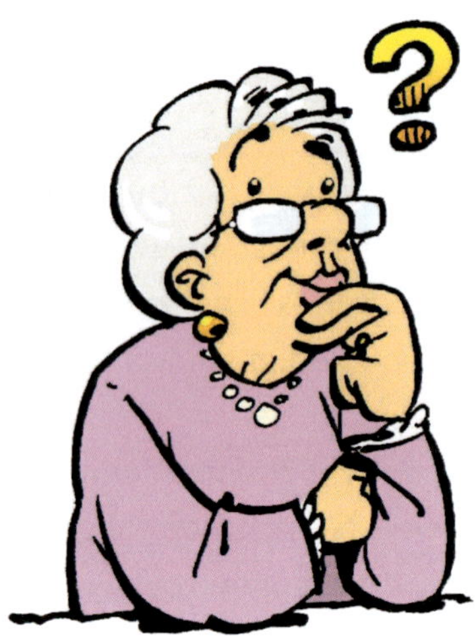

Wieder so ein hektischer Tag. Sie wollen sich um . . . mit den . . . . treffen. Da brauchen Sie aber . . . Stunde hin. Vorher noch duschen, anziehen, Zähne putzen und Kaffee trinken, aber in der richtigen Reihenfolge. Wann müssen Sie aufstehen? Die . . . . will auch um . . . kommen. Wann müssen Sie da von den Kindern weg und wie lange können Sie mit der Freundin plaudern, wenn Sie um . . . Uhr die Nachrichten sehen wollen und vorher noch Nachtmahl essen, was meist . . . Stunde dauert. Ach ja: Den . . . . müssen Sie auch noch . . . Stunden . . . . Wann kommen Sie da ins Bett?

Tragen Sie wieder Ihren Tag in der richtigen Reihenfolge und Zeit ein.

7 8 9 10 11 12 13 14 15 16 17 18 19 20 21 22

. . . .

8. Konzentration/Rechnen

Bei dieser Übung trainieren Sie Ihre Konzentrationsfähigkeit und den Umgang mit Zahlen.

1 Leicht:

a) Verbinden Sie alle geraden Zahlen.

b) Verbinden Sie alle ungeraden Zahlen.

c) Verbinden Sie immer zwei Zahlen, die in aufsteigender oder absteigender Reihe ohne fehlende Zahl sind, z. B. 2–3. Sie können senkrecht, waagrecht, quer oder um die Ecke angeordnet sein.

2	3	4	6	7	0	5	7	9	3	7	2	3	5
7	2	8	9	8	1	2	5	7	6	8	9	3	4
5	6	8	2	1	0	3	5	6	7	8	4	2	3
6	7	8	3	2	3	4	2	5	3	7	9	0	2
5	6	2	8	9	3	4	8	7	5	6	2	9	4
7	1	9	3	5	2	7	5	6	2	4	6	8	9
3	4	2	4	8	4	8	2	6	3	5	7	6	7
2	4	3	6	5	2	4	8	5	6	3	1	2	4
6	7	8	3	4	6	8	9	0	7	5	1	3	5
3	4	2	6	7	9	3	4	5	7	1	0	6	3
4	2	5	8	7	5	6	4	2	3	4	5	6	8
4	4	1	3	2	5	3	4	7	6	8	9	0	7
5	4	3	2	3	5	6	8	9	0	2	3	4	5
5	2	3	7	8	9	3	2	6	8	5	3	2	3

G. Gatterer und A. Croy, *Geistig fit ins Alter 4*, https://doi.org/10.1007/978-3-662-53099-3_8

2 Mittel:

a) **Verbinden Sie drei Zahlen**, die in aufsteigender Reihenfolge nebeneinander liegen.

b) **Verbinden Sie vier Zahlen**, die in aufsteigender Reihenfolge nebeneinander liegen.

1	3	4	6	7	0	5	7	9	3	7	2	3	5
7	2	8	9	8	1	2	5	7	6	8	9	3	4
5	6	8	2	1	0	3	5	6	7	8	6	2	3
6	7	8	3	2	3	4	2	5	3	7	9	0	2
5	6	2	8	9	3	4	8	7	5	6	2	9	4
7	1	9	3	5	2	7	5	6	3	4	6	8	9
3	5	2	4	8	4	8	2	6	3	5	7	6	7
2	4	3	6	5	2	4	8	5	6	3	1	2	4
6	7	8	3	4	6	8	9	0	7	5	1	3	5
3	4	2	6	7	9	3	4	5	7	1	0	6	3
4	2	5	8	7	5	6	4	2	3	4	5	6	8
4	4	1	3	2	5	3	4	7	6	8	9	8	7
5	4	3	2	3	5	6	8	9	0	2	3	4	5
5	2	3	7	8	9	3	2	6	8	5	3	2	3

3 Schwer:

a) **Verbinden Sie zwei Zahlen** so, dass eine Summe zwischen 5 und 9 entsteht

b) **Verbinden Sie drei Zahlen** so, dass eine Summe zwischen 10 und 14 entsteht.
Sie können die Übung aber auch mehrmals mit eigenen Ziffernsummen machen.

2 3 4 6 7 0 5 7 9 3 7 2 3 5

7 2 8 9 8 1 2 5 7 6 8 9 3 4

5 6 8 2 1 0 3 5 6 7 8 4 2 3

6 7 8 3 2 3 4 2 5 3 7 9 0 2

5 6 2 8 9 3 4 8 7 5 6 2 9 4

7 1 9 3 5 2 7 5 6 2 4 6 8 9

3 4 2 4 8 4 8 2 6 3 5 7 6 7

2 4 3 6 5 2 4 8 5 6 3 1 2 4

6 7 8 3 4 6 8 9 0 7 5 1 3 5

3 4 2 6 7 9 3 4 5 7 1 0 6 3

4 2 5 8 7 5 6 4 2 3 4 5 6 8

4 4 1 3 2 5 3 4 5 6 8 9 0 7

5 4 3 2 3 5 6 8 9 0 2 3 4 5

5 2 3 7 8 9 3 7 6 8 5 3 2 3

9. Optisches Gedächtnis

1 Leicht:

a) **Auf der Karte sind Routen eingezeichnet.**

Schauen Sie sich diese genau an,
denn auf der Rückseite sollen Sie den Weg wieder finden.

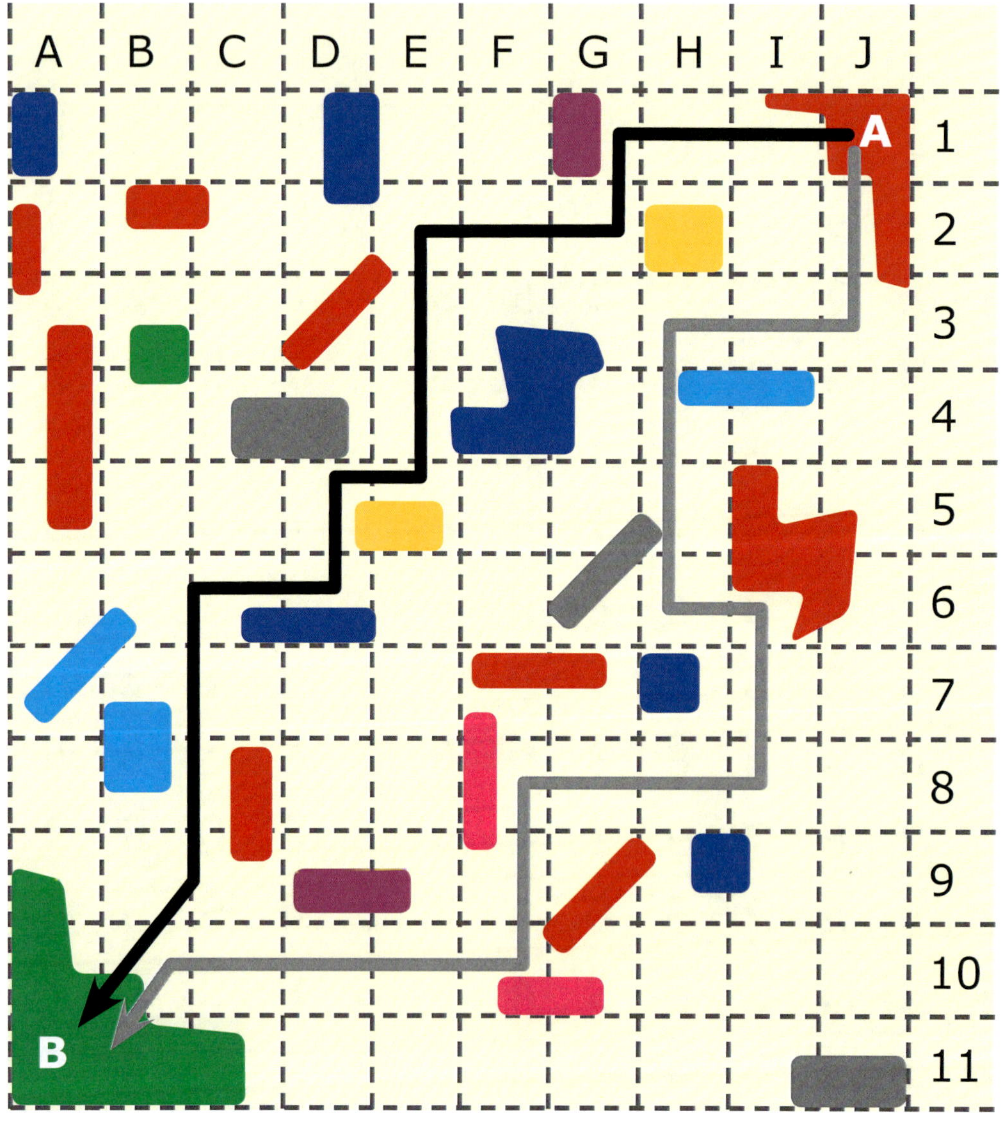

G. Gatterer und A. Croy, *Geistig fit ins Alter 4*, https://doi.org/10.1007/978-3-662-53099-3_9

2 Mittel: Auf der Karte sind Routen eingezeichnet. Schauen Sie sich diese genau an, denn auf der Rückseite sollen Sie den Weg wieder finden.

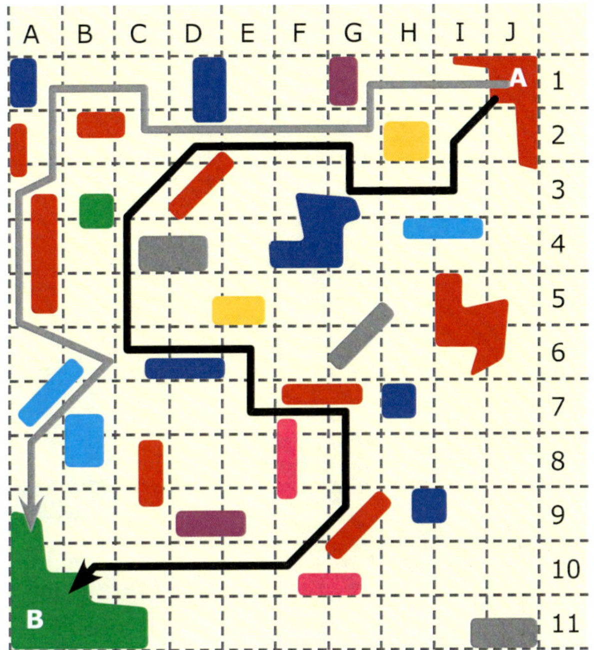

3 Schwer: Auf der Karte sind Routen eingezeichnet. Schauen Sie sich diese genau an, denn auf der Rückseite sollen Sie den Weg wieder finden.

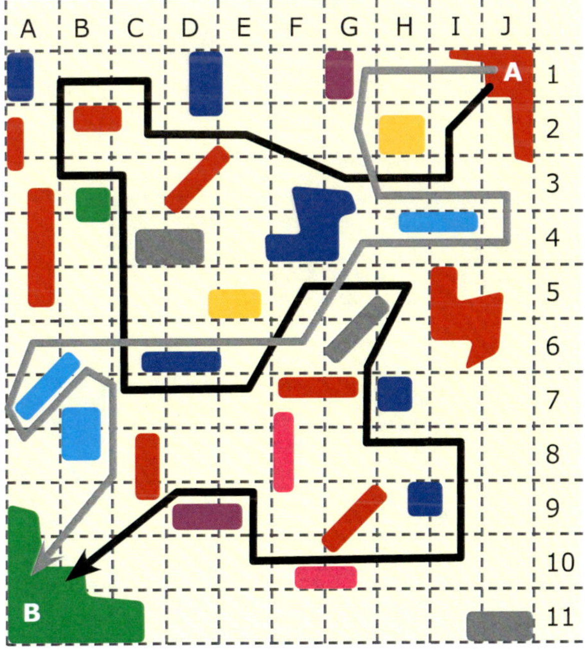

Finden Sie hier jeweils den gleichen Weg von A nach B wie auf den vorherigen Seiten!

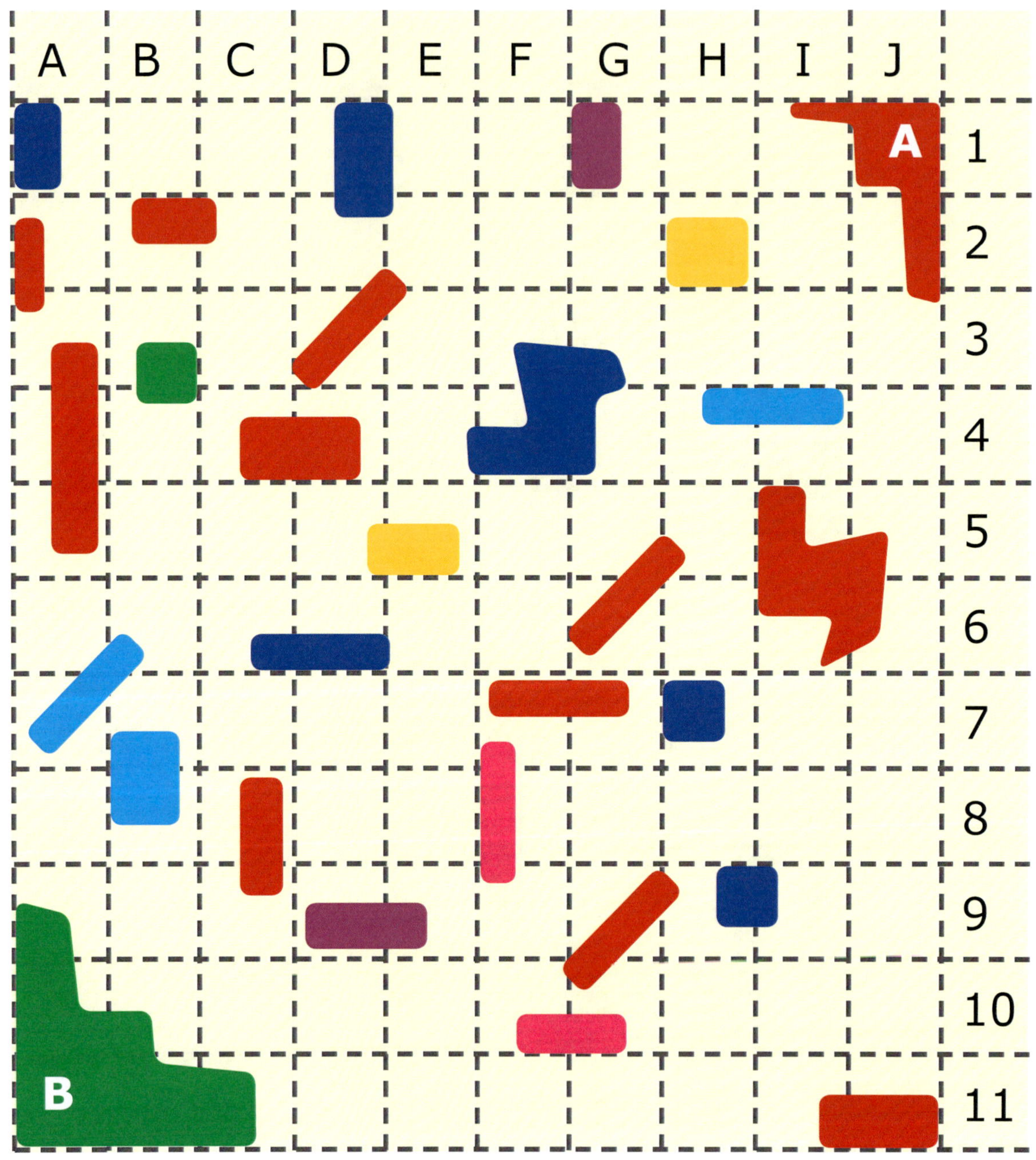

10. Körperorientierung

Bei dieser Übung geht es um Ihr Körperschema.
Dieses hat man in sich gespeichert und findet deshalb die Körperteile auch mit geschlossenen Augen oder im Dunkeln. Auch Handlungen sind automatisiert.
Nun sollen Sie Flexibilität in dieser Hinsicht üben. Das hält geistig und körperlich fit.

1 Leicht:

Lesen Sie die Aufgabe und führen Sie diese möglichst rasch durch.

a) Heben Sie die rechte Hand.

b) Heben Sie das linke Bein.

c) Heben Sie das rechte Bein.

d) Heben Sie die linke Hand.

e) Wackeln Sie an Ihrer rechten Hand mit Ihrem Zeigefinger, dann mit dem Daumen, Ringfinger, kleinen Finger, Mittelfinger; Machen Sie dasselbe mit der linken Hand.

f) Greifen Sie mit dem Zeigefinger der rechten Hand auf die Nase.

g) Fassen Sie mit der rechten Hand auf das linke Knie.

h) Wackeln Sie abwechselnd nacheinander rechts und links mit dem Daumen, Mittelfinger, kleinen Finger, Zeigefinger, Ringfinger.

G. Gatterer und A. Croy, *Geistig fit ins Alter 4*, https://doi.org/10.1007/978-3-662-53099-3_10

i) Bewegen Sie nacheinander:

Daumen rechte Hand,
Zeigefinger linke Hand,
kleiner Finger linke Hand,
Ringfinger linke Hand,
Mittelfinger rechte Hand,
Mittelfinger linke Hand,
kleiner Finger linke Hand,
Ringfinger rechte Hand,
Daumen linke Hand,
kleiner Finger rechte Hand,
Zeigefinger rechte Hand.

2 Mittel:

Lesen Sie immer eine Aufgabe oben durch.
Schließen Sie dann die Augen und führen Sie diese mit geschlossenen Augen durch.

3 Schwer:

a) Vertauschen Sie nun bei der Übung oben gedanklich rechts und links und machen Sie immer die Übung mit der anderen Körperhälfte.

Also wenn da steht „Heben Sie die rechte Hand", dann heben Sie Ihre linke Hand. Machen Sie die Übung zuerst mit offenen Augen.

b) Machen Sie nun jede einzelne Übung mit geschlossenen Augen.

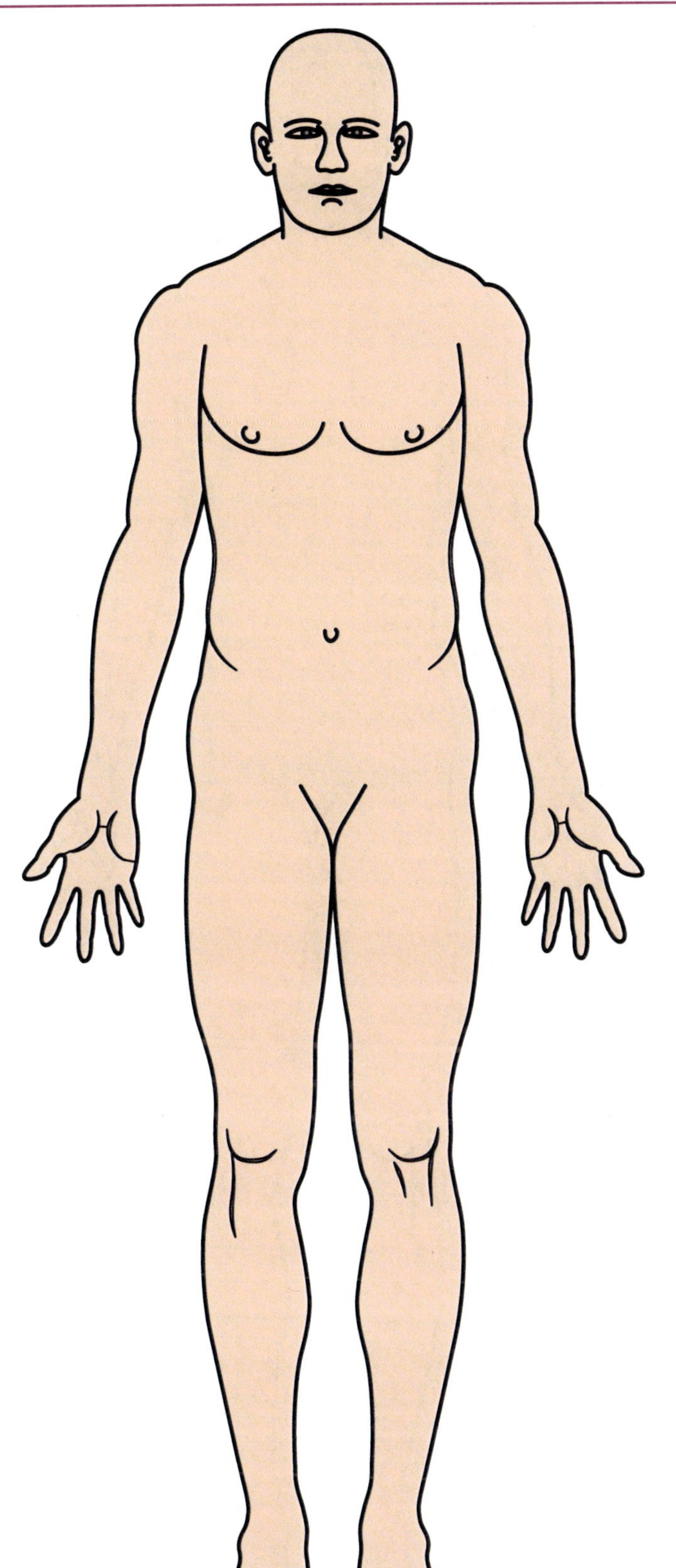

c) Sie sehen auf dieser Seite den Körper eines Menschen von vorne.

Tippen Sie zuerst mit dem Zeigefinger der rechten, dann mit dem Zeigefinger der linken Hand auf die entsprechenden Körperteile:

Nase,
Kopf,
die rechte Hand,
das linke Bein,
das rechte Bein,
die linke Hand,
Zeigefinger rechte Hand,
dann Daumen, Ringfinger,
kleinen Finger,
Mittelfinger,
das linke Knie.

d) Zeigen Sie bei der Figur zwischen rechts und links wechselnd auf:
den Daumen, Mittelfinger,
kleinen Finger, Zeigefinger,
Ringfinger, Daumen, kleinen Finger,
Mittelfinger, Zeigefinger,
Ringfinger, Daumen,
Ringfinger, kleinen Finger,
Zeigefinger, Mittelfinger.

Machen Sie nun auch diese Übung gegengleich.
Zeigen Sie also jeweils auf den seitenverkehrten Teil.
Also statt rechts – links und umgekehrt.

Rechtes Bein,
linke Hand,
rechte Hand,
linkes Knie,
rechte Hand,
rechtes Knie,
Daumen rechte Hand,
Zeigefinger linke Hand,
kleiner Finger linke Hand,
Ringfinger linke Hand,
Mittelfinger rechte Hand,
kleiner Finger linke Hand,
Ringfinger rechte Hand,
Daumen linke Hand,
kleiner Finger rechte Hand,
Zeigefinger rechte Hand.

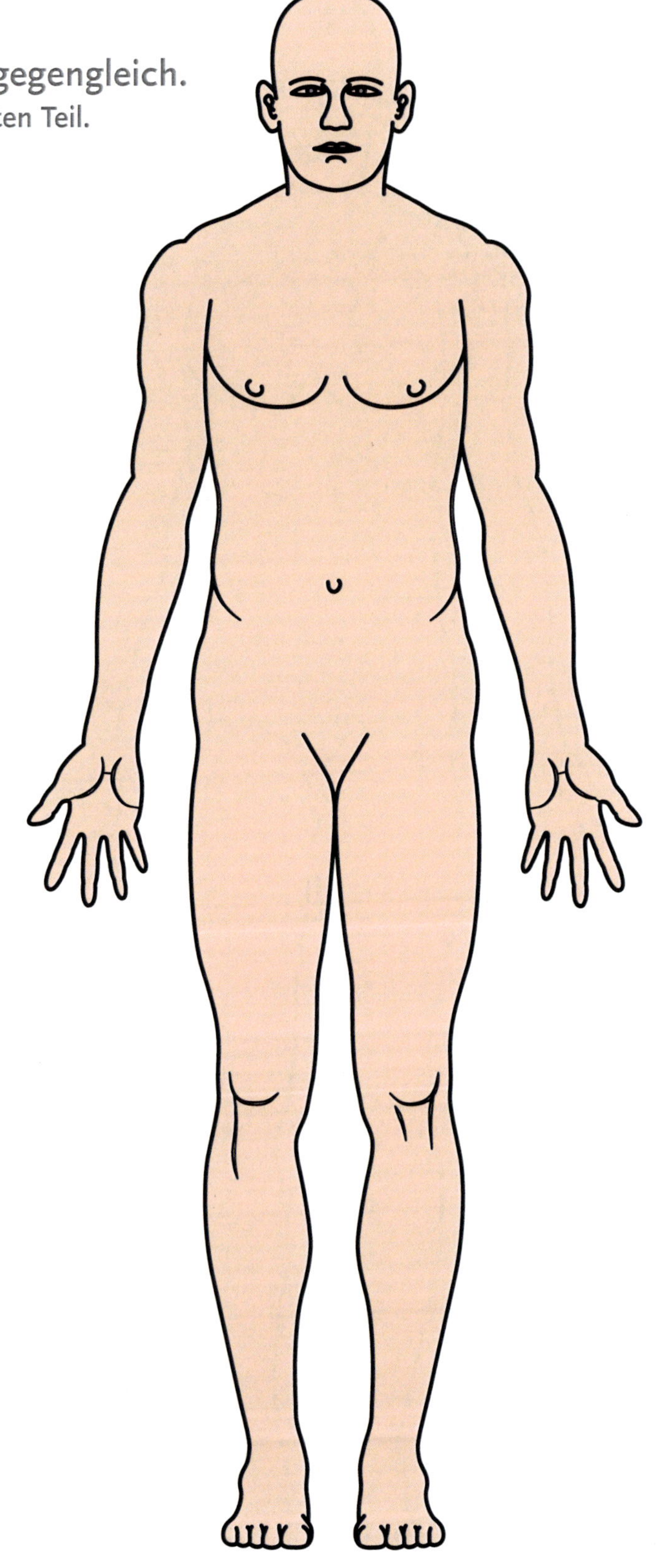

11. Wahrnehmungsfähigkeit/Kreativität

Bei dieser Übung trainieren Sie Ihre Wahrnehmungsfähigkeit und Ihre Kreativität. Sie sehen hier jeweils mehrere Dinge einer Sorte, z. B. Blumen, Werkzeuge, Tiere und sollen diese zählen, wie viele es sind. Aber Achtung! Einige sind verdeckt und nicht gut sichtbar. Also ganz genau schauen.

Zur Erleichterung können Sie die einzelnen Dinge auch anmalen.
Dann geht es einfacher.

1 Leicht:

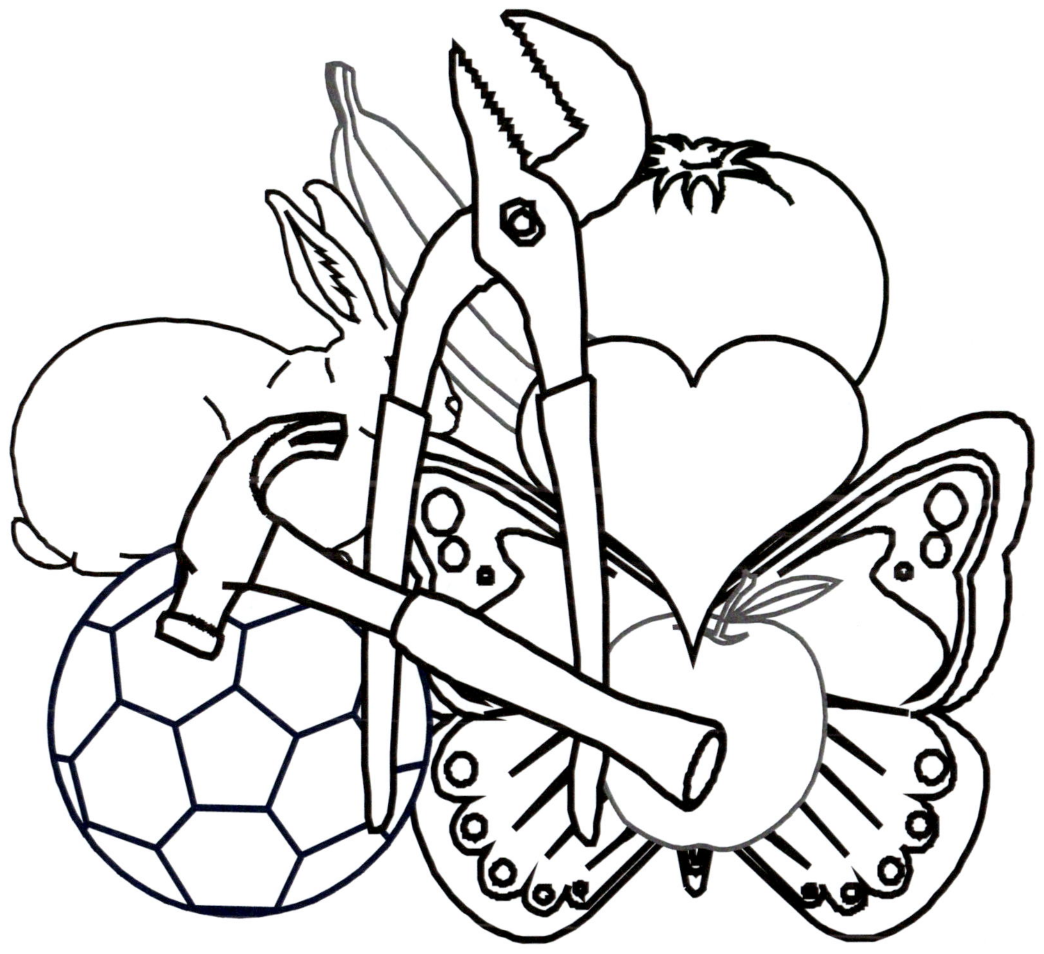

Lösung: 6

G. Gatterer und A. Croy, *Geistig fit ins Alter 4*, https://doi.org/10.1007/978-3-662-53099-3_11

2 Mittel:

Lösung: 14

3 Schwer:

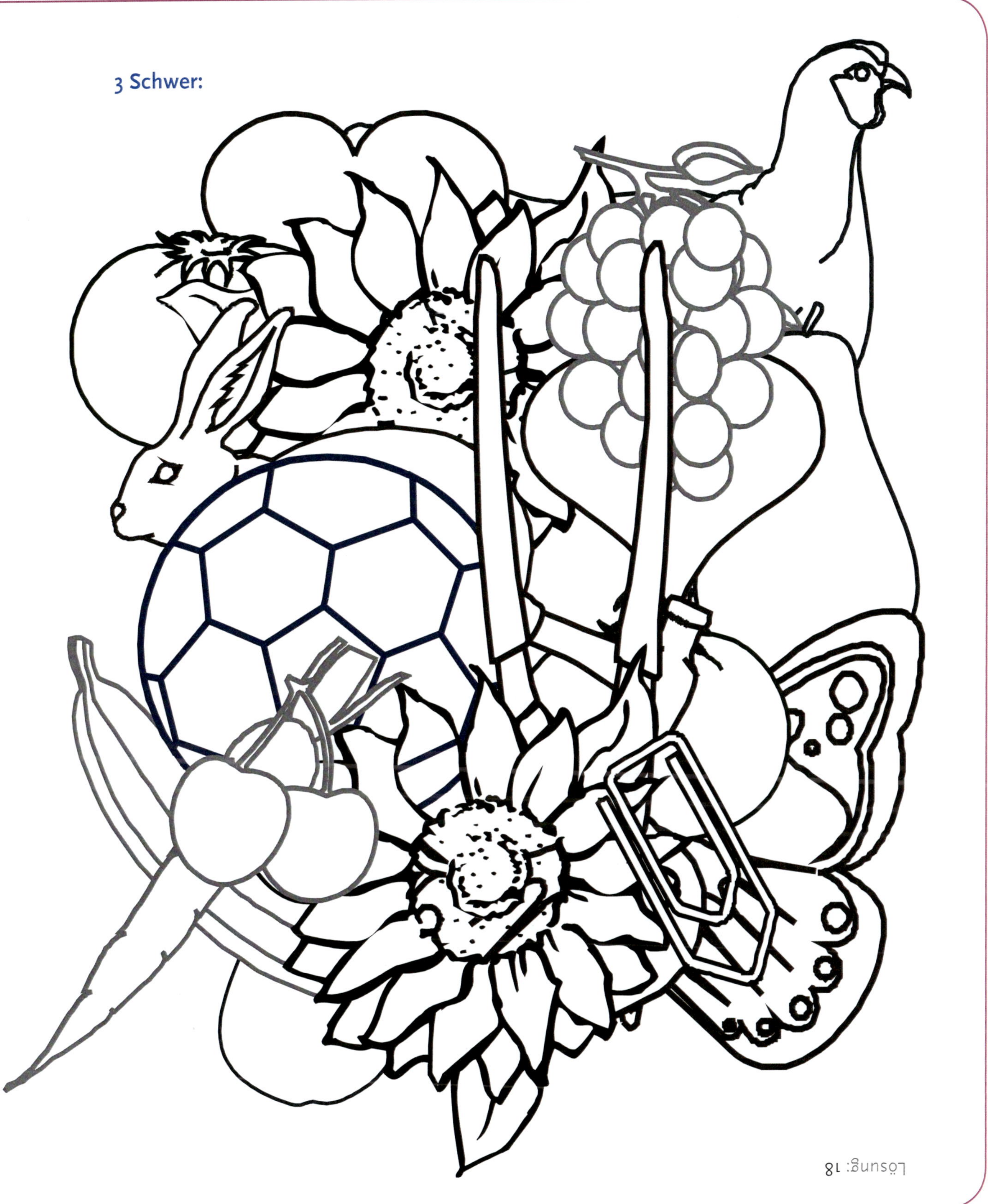

Lösung: 18

12. Wortfindung

Bei dieser Übung geht es darum, selbst ein Kreuzworträtsel zu machen.

Sie können die Übung auch öfter machen und versuchen, mehr Wörter einzubauen.

1 Leicht: Versuchen Sie, möglichst viele Wörter zu finden und in dieses Kreuzworträtsel so einzufügen, dass die Buchstaben ineinander übergehen.
Sie können alle Wörter verwenden, die es gibt.

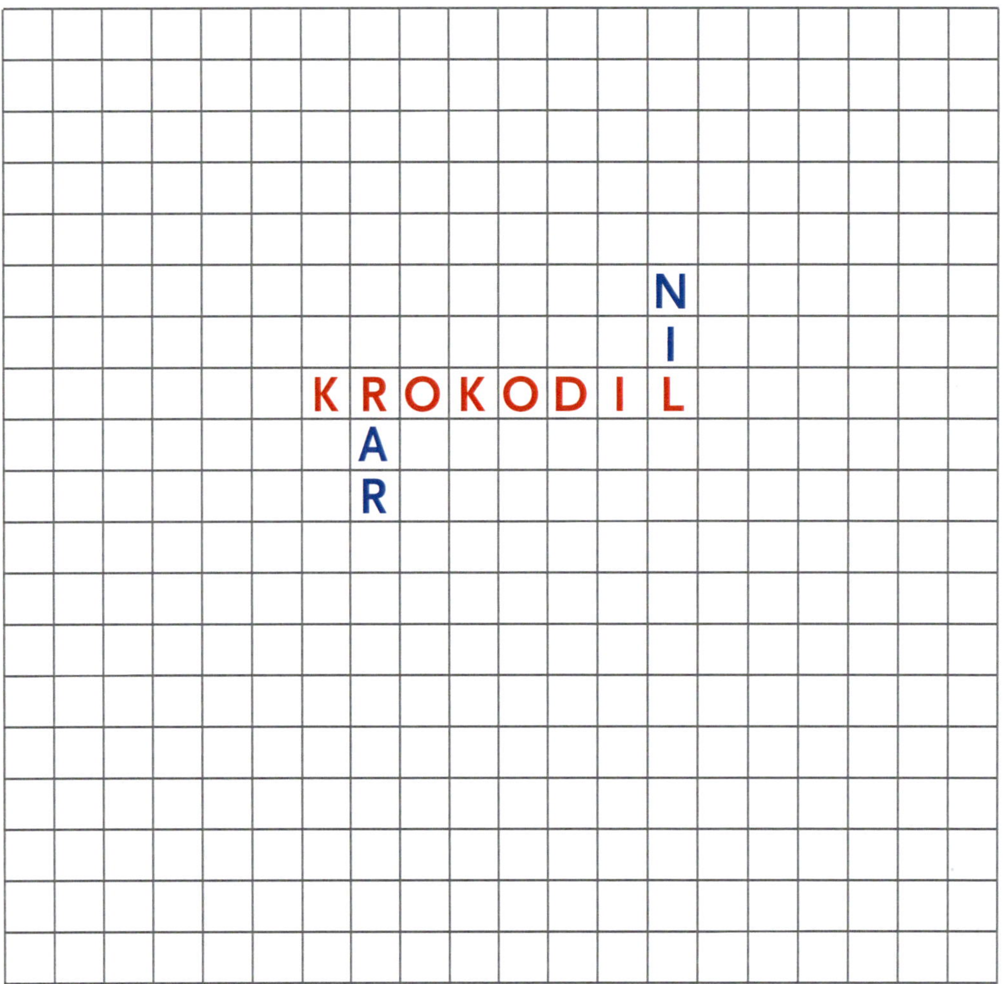

G. Gatterer und A. Croy, *Geistig fit ins Alter 4*, https://doi.org/10.1007/978-3-662-53099-3_12

2 Mittel:

Versuchen Sie nun, möglichst viele Tiere zu finden und in dieses Kreuzworträtsel so einzufügen, dass die Buchstaben ineinander übergehen.

Ein Buchstabe für das erste Wort ist bereits vorgegeben.

Sie können diese Übung auch mit Pflanzen und Gegenständen machen.

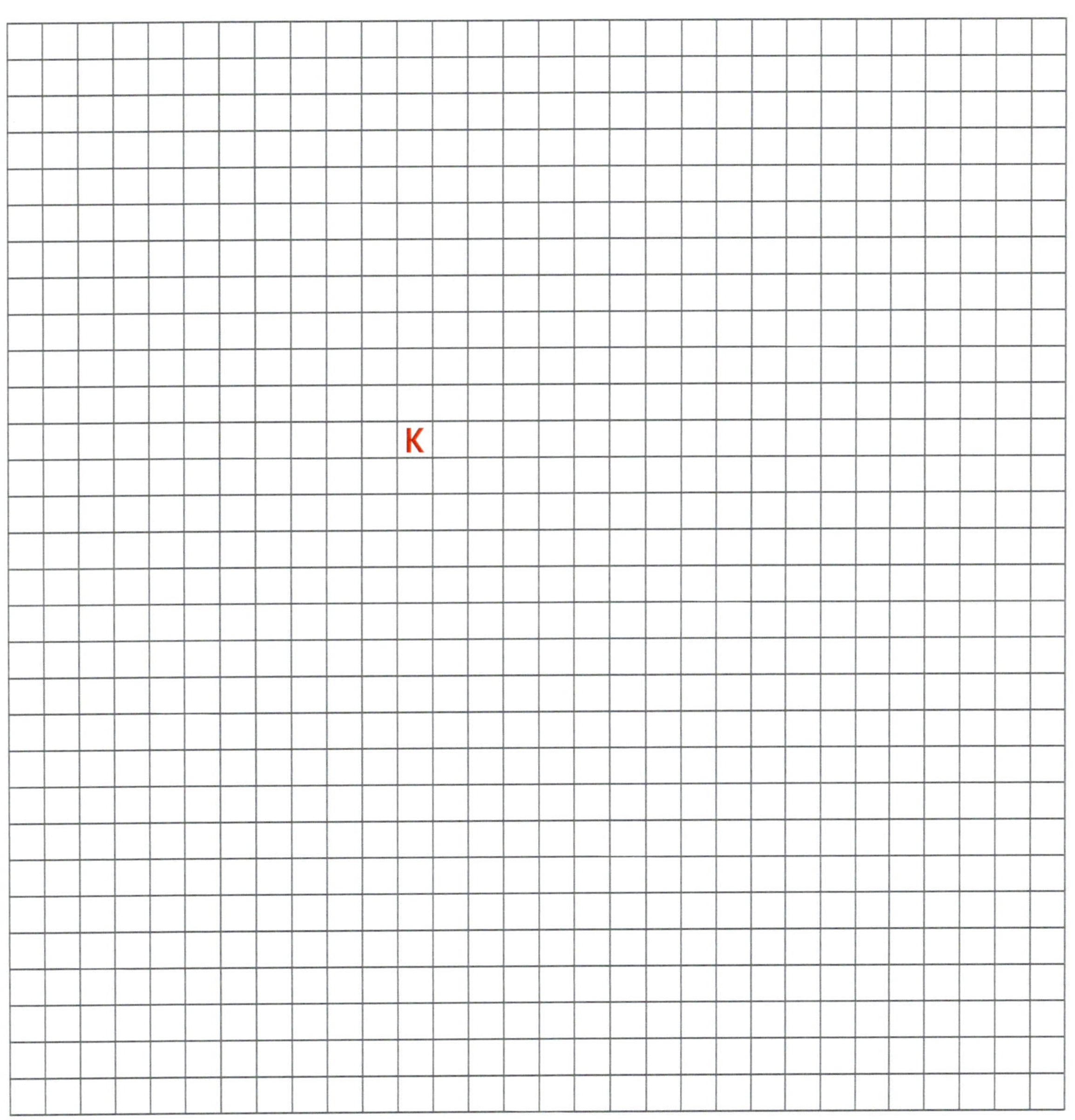

3 Schwer:

Versuchen Sie, möglichst viele Städte zu finden und in dieses Kreuzworträtsel so einzufügen, dass die Buchstaben ineinander übergehen.
Der erste Buchstabe ist bereits eingetragen.
Sie können diese Übung auch mit Speisen und Namen machen.

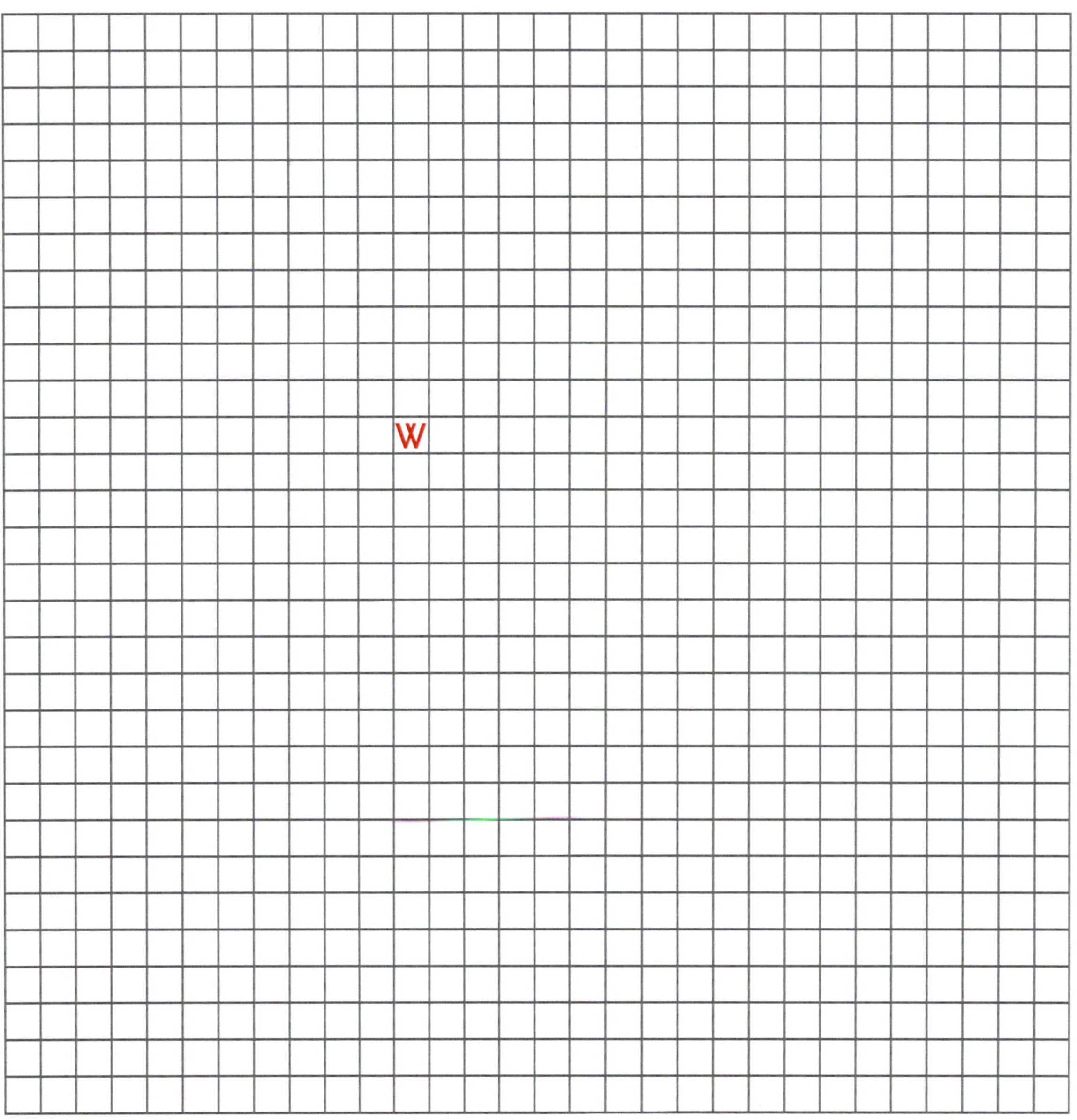

13. Wissen

Sie können sich vielleicht noch an das beliebte Ratespiel „Stadt – Land“ erinnern.

Hier eine Abwandlung dieses Spiels mit anderen Begriffen. Wählen Sie einen Buchstaben des Alphabets und versuchen Sie, zu den angegebenen Begriffen Namen oder Bezeichnungen zu finden.
Dieses Spiel kann auch von zwei oder mehreren Personen um die Wette gespielt werden. Man darf auch nachher im Lexikon nachsehen.

Beispiel: Buchstabe M: Kleidungsstück – Mantel/Tier – Maultier/......

1 Leicht:
Buchstabe: A B C D E F G H I J K L M N O P Q R S T U V W X Y Z

Kleidungsstück . . . .

. . . .

Tier . . . .

. . . .

Pflanze . . . .

. . . .

Werkzeug . . . .

. . . .

Küchenutensil . . . .

. . . .

Körperteil . . . .

. . . .

Blume . . . .

. . . .

Speise . . . .

. . . .

G. Gatterer und A. Croy, *Geistig fit ins Alter 4*, https://doi.org/10.1007/978-3-662-53099-3_13

2 Mittel:
Buchstabe: A B C D E F G H I J K L M N O P Q R S T U V W X Y Z

Name. . . . .

. . . .

Sportart . . . .

. . . .

Beruf . . . .

. . . .

Frucht . . . .

. . . .

Elektrogerät. . . . .

. . . .

Autoteil . . . .

. . . .

Lebensmittel . . . .

. . . .

Gemüse . . . .

. . . .

3 Schwer:
Buchstabe: A B C D E F G H I J K L M N O P Q R S T U V W X Y Z

Politiker . . . .

. . . .

Sehenswürdigkeit. . . . .

. . . .

Künstler . . . .

. . . .

Insekt. . . . .

. . . .

14. Wortfindung

Bei dieser Übung geht es darum, möglichst viele Dinge mit der passenden Eigenschaft zu finden.

Z. B.: Klein: Bakterie, Atom...

1 Leicht:

Klein . . . .

Groß . . . .

Hart . . . .

Weich . . . .

Hoch . . . .

Nieder . . . .

Schwer . . . .

Leicht . . . .

Stark . . . .

Schwach . . . .

Österreichisch . . . .

Ungarisch . . . .

Französisch . . . .

Flüssig . . . .

Gasförmig . . . .

G. Gatterer und A. Croy, *Geistig fit ins Alter 4*, https://doi.org/10.1007/978-3-662-53099-3_14

2 Mittel:

Neu . . . .

Alt . . . .

Jung . . . .

Dick . . . .

Dünn . . . .

Lang . . . .

Kurz . . . .

Gut . . . .

Böse . . . .

Schlecht . . . .

Dunkel . . . .

Hell . . . .

Oben . . . .

Unten . . . .

Amerikanisch . . . .

3 Schwer:

Echt . . . .

Falsch . . . .

Ernst . . . .

Lustig . . . .

Traurig . . . .

Treu . . . .

Untreu . . . .

Mutig . . . .

Feig . . . .

Bunt . . . .

Sparsam . . . .

Dumm . . . .

Offen . . . .

Arm . . . .

Rechts . . . .

Links . . . .

Traditionell . . . .

15. Konzentration/Motorik/Gedächtnis

Bei der folgenden Übung sollen Sie zuerst mit Streichhölzern Figuren unterschiedlichster Komplexität nachlegen. Versuchen Sie, sich diese auch zu merken.
Legen Sie jeweils immer eine Figur.
Versuchen Sie dann, diese Figur nochmals aus dem Gedächtnis nachzulegen.

1 Leicht:

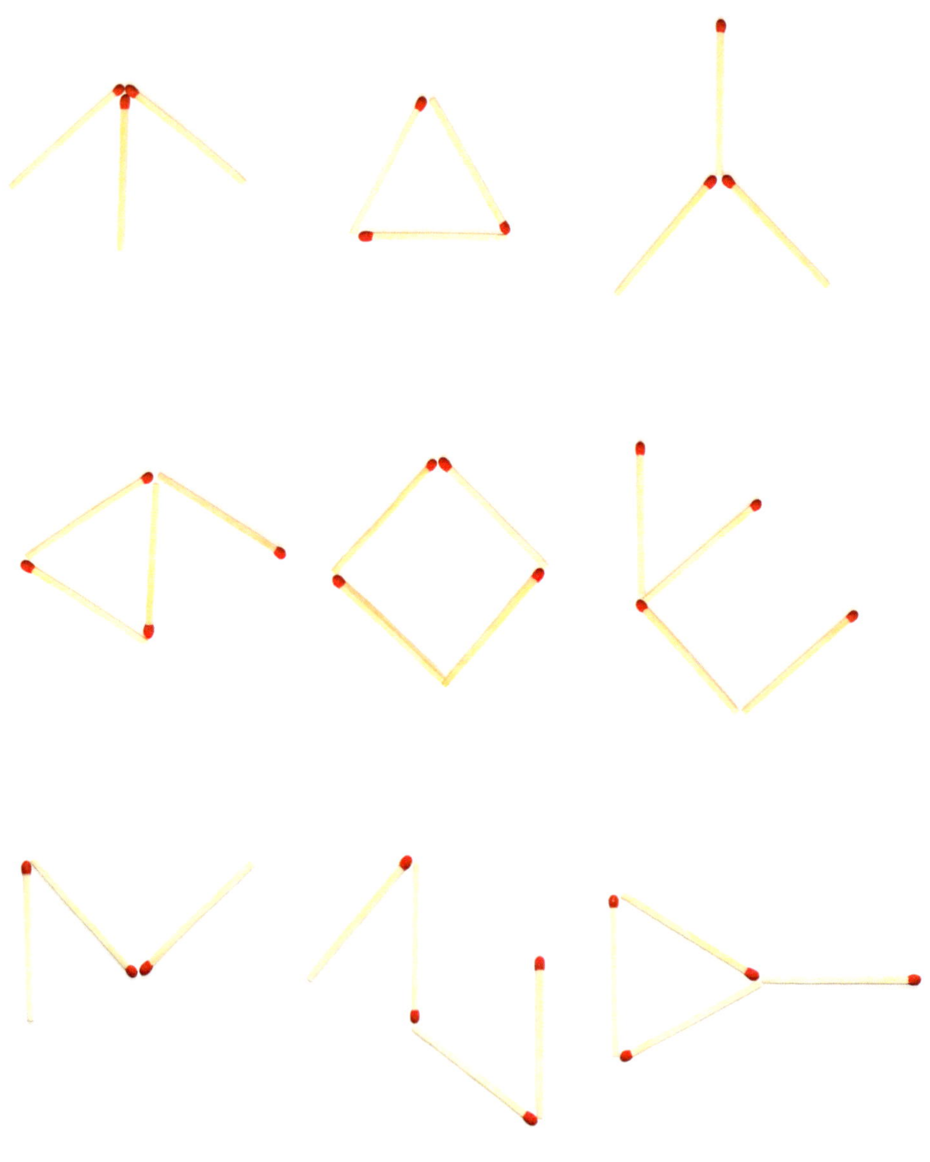

G. Gatterer und A. Croy, *Geistig fit ins Alter 4*, https://doi.org/10.1007/978-3-662-53099-3_15

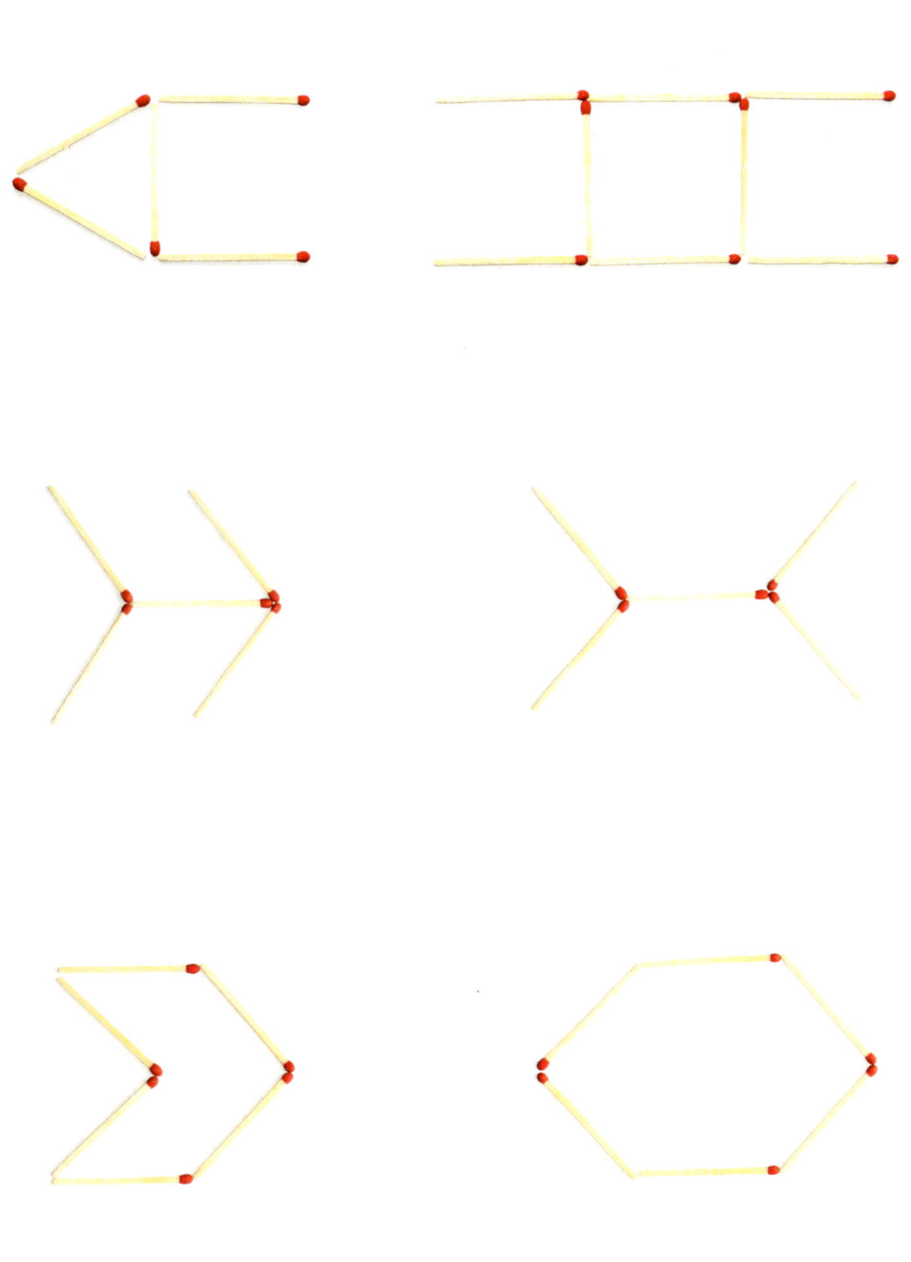

2 Mittel:

Nun wird es schwerer. Es sind jetzt mehr Streichhölzer.
Versuchen Sie wieder, die Figuren nach der Vorlage nachzulegen.
Dann machen Sie das Buch zu und versuchen es aus dem Gedächtnis.

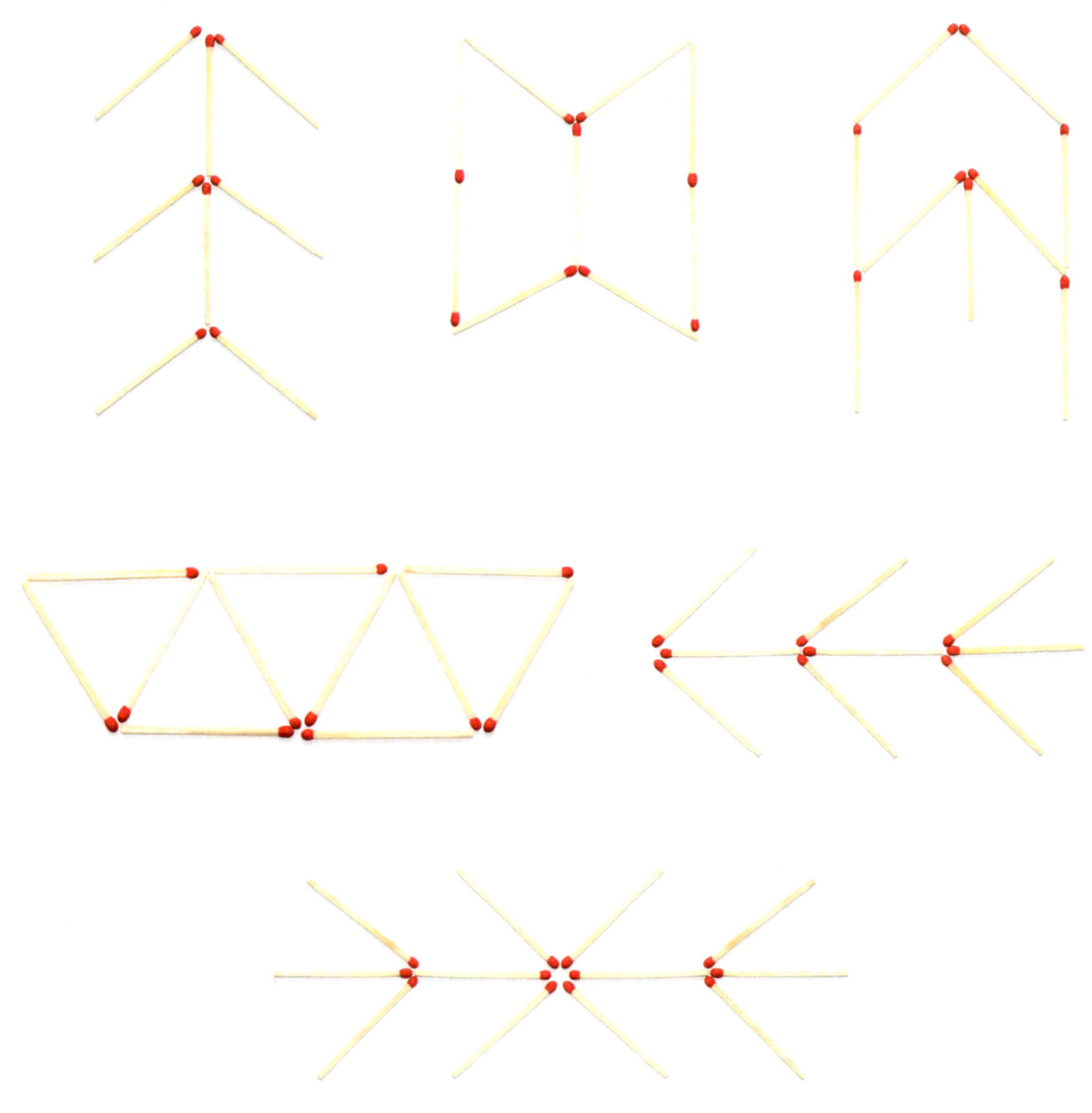

3 Schwer:

Diese Übung ist nun extrem schwierig und etwas für Könner.

Versuchen Sie wieder, die Figuren nach der Vorlage nachzulegen und sich gut einzuprägen.
Dann machen Sie das Buch zu und versuchen es aus dem Gedächtnis.
Es ist keine Schande, wenn es nicht gleich klappt!

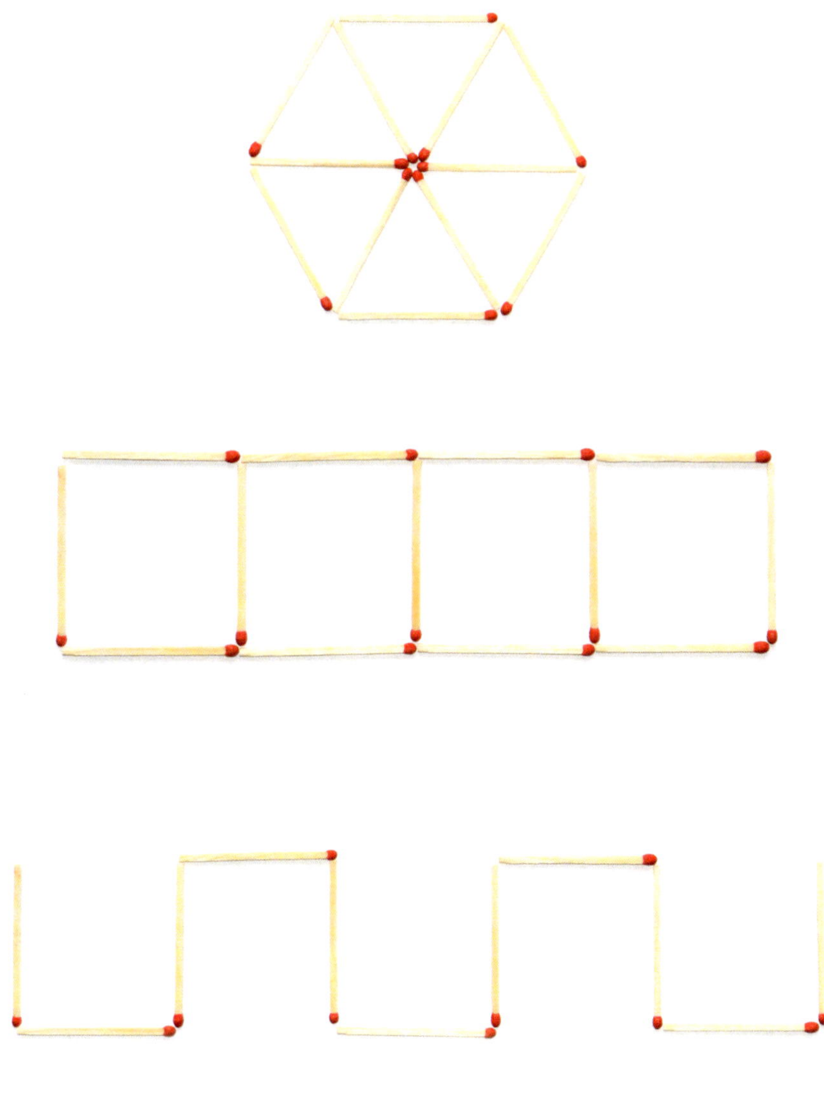

16. Motorik

Bei dieser Übung trainieren Sie Ihre Feinmotorik.

Machen Sie die Übung so rasch wie möglich.
Machen Sie die Übung zuerst mit Ihrer dominanten Hand, dann mit der nicht dominanten, dann immer rechts und links abwechselnd pro Buchstaben.

1 Leicht:

Auf dieser Seite finden Sie das Alphabet in der richtigen Reihenfolge, also von A bis Z abgedruckt. Ihre Aufgabe ist es nun, die vorgegebenen Wörter und Sätze möglichst rasch auf den Buchstaben nachzutippen. Sie können natürlich auch den Text eines Buches oder der Zeitung nachtippen. Je länger, umso besser (zuerst kurze Wörter, dann längere; zuletzt Sätze).

Tippen Sie:

KIND, BAUM, MEDIZIN, THEATER, WELTREISE, AUTOMOBIL
ICH KENNE EIN LUSTIGES LIED
DAS IST EIN SCHNITTIGES SEGELBOOT

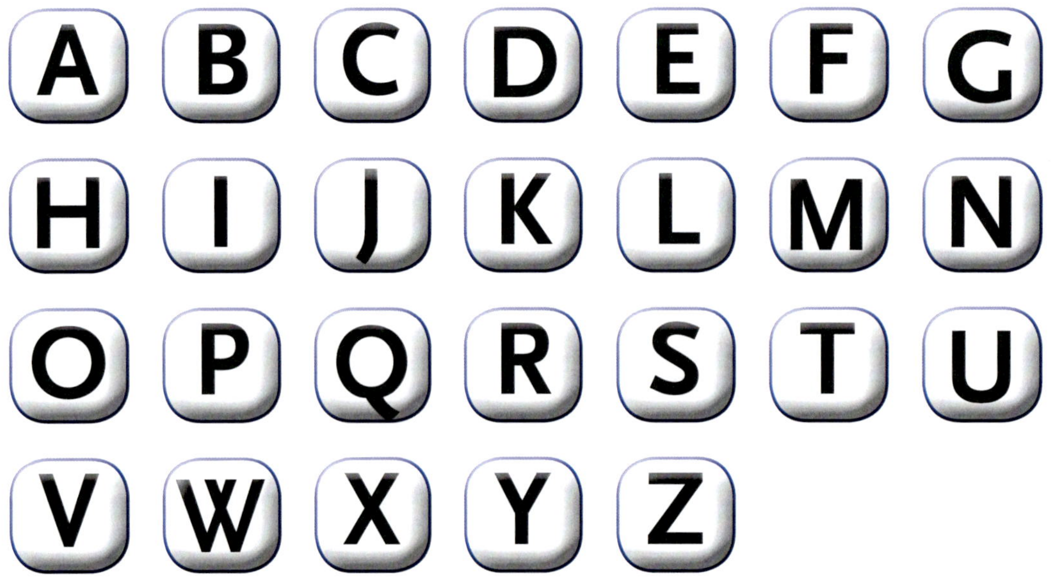

G. Gatterer und A. Croy, *Geistig fit ins Alter 4*, https://doi.org/10.1007/978-3-662-53099-3_16

2 Mittel:

Auf dieser Seite ist das Alphabet durcheinander geraten.
Nun sind auch Zahlen dabei (zwischen den Buchstaben angeordnet und durcheinander 1 bis 9).
Sie sollen nun wie vorher möglichst rasch die Wörter und Sätze nachtippen.

Tippen Sie:

23, TIER, PUPPE, LIEBLING, FLUGZEUG, BERGSTEIGER
ICH MAG SCHÖNE AUTOS
ICH WAR AM GROSSGLOCKNER

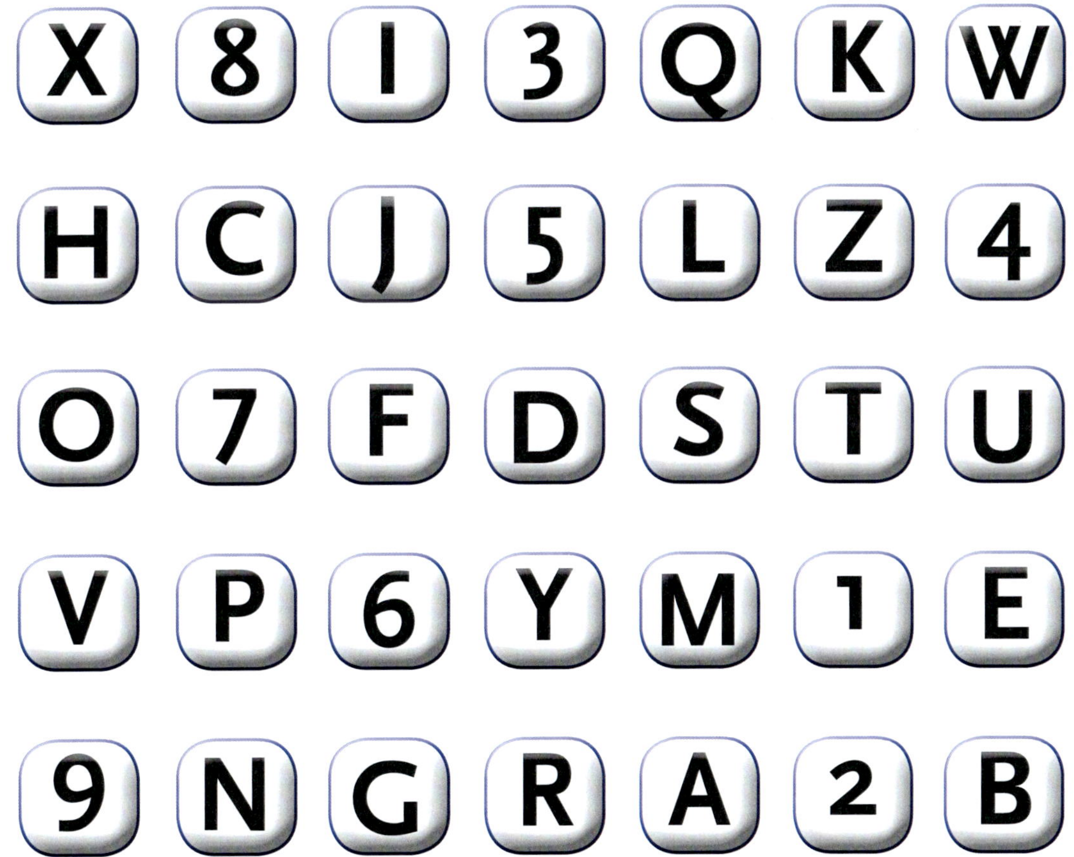

3 Schwer:

Nun wird es ganz schwierig!
Das Alphabet und die Zahlen sind durcheinander geraten und stehen teilweise auf dem Kopf oder quer.
Nun muss man sich besonders konzentrieren und flexibel denken!

Tippen Sie:

1975, REH, PUPPE, FAHRRAD, UNTERSEEBOOT
AM BESTEN AUF NUMMER SICHER

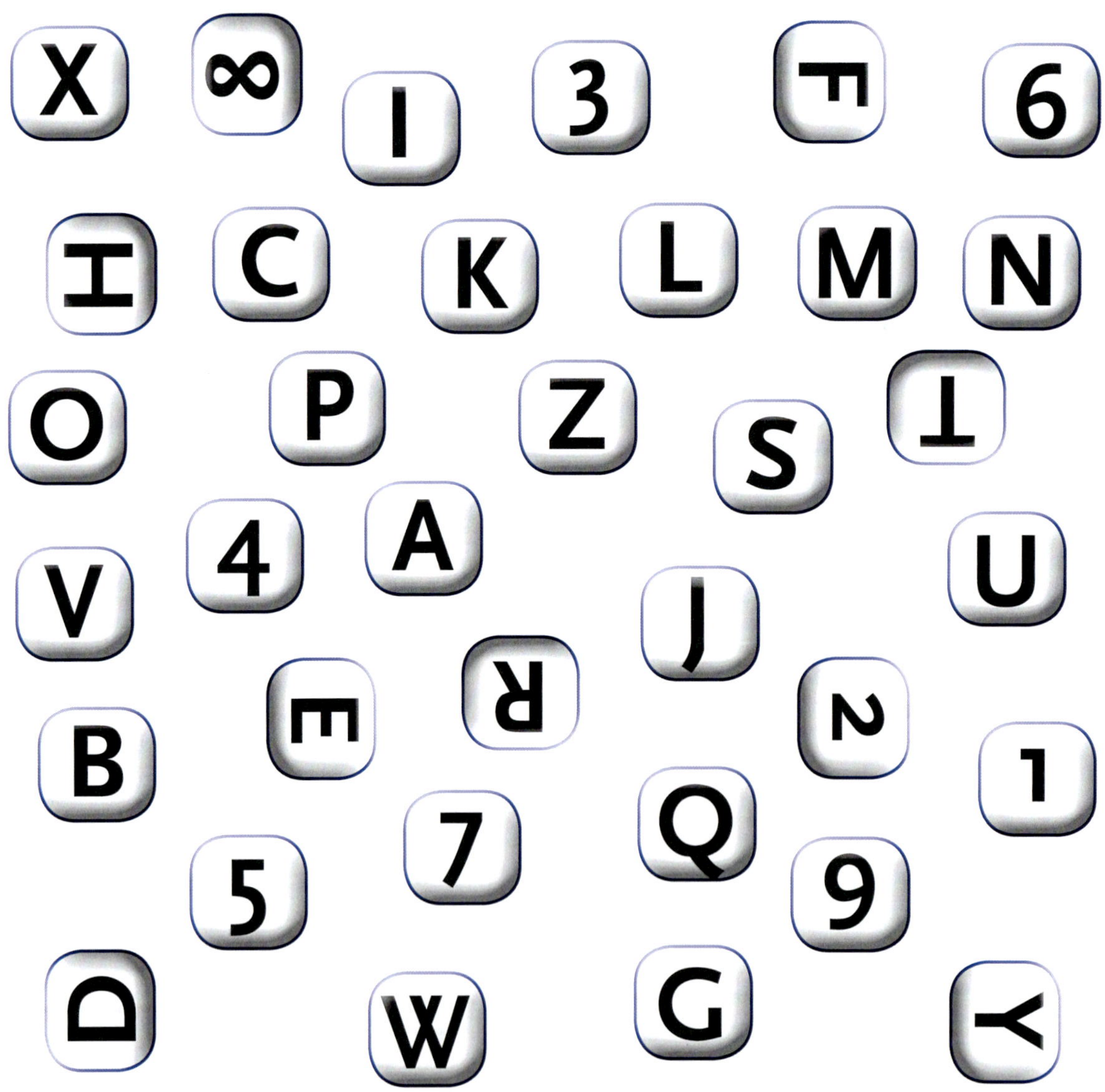

17. Rechenfähigkeit

Kopfrechnen ist eine hervorragende Übung, um sich geistig fit zu halten.

Bei dieser Übung sind immer einige einstellige Zahlen oder auch die Rechenzeichen verloren gegangen, die Sie ersetzen sollen.
◯ steht entweder für eine Zahl oder für + oder –.

1 Leicht:
Hier soll immer die Ziffernsumme herauskommen, die am Ende angegeben ist.
Also z. B. 3+◯=6; Lösung 3 oder 3◯3=6; Lösung +.
Ergänzen Sie immer die fehlenden Zahlen oder Rechenzeichen.

2 ◯ 3 = 5	6 ◯ 7 = 13	8 ◯ 3 = 11
7 ◯ 2 = 5	11 – 5 = ◯	15 + 4 = ◯
5 ◯ 4 = 9	8 ◯ 3 = 5	17 – 2 = ◯
◯ + 7 = 15	9 + 8 = ◯	21 – 3 = ◯
5 ◯ 3 + 6 = 14	12 ◯ 2 – 6 = 4	13 ◯ 4 – 2 = 15
23 + ◯ – 8 = 20	11 ◯ 2 + 6 = 15	10 ◯ 4 – 3 = 11

G. Gatterer und A. Croy, *Geistig fit ins Alter 4*, https://doi.org/10.1007/978-3-662-53099-3_17

2 Mittel:

Hier fehlen nun schon mehrere Zeichen, die Sie ergänzen sollen.

Also z. B. 3 ◯ 5 ◯ 8=16; Lösung: +, +

8 ◯ 8 ◯ 3 ◯ 4 = 15

4 ◯ 7 ◯ 3 ◯ 8 = 16

20 ◯ 4 ◯ 6 ◯ 2 = 12

12 ◯ 3 ◯ 7 ◯ 4 = 18

7 ◯ 4 ◯ 4 ◯ 2 = 17

10 ◯ 3 ◯ 7 ◯ 4 = 33

3 Schwer:

◯ steht für +, –, × oder : (plus, minus, mal oder dividiert) oder eine Zahl.

Z. B. 25 ◯ 5=5; Lösung: „:“.

4 ◯ 8 = 32

48 ◯ 4 = 12

16 × ◯ = 48

◯ × 3 = 66

2 ◯ 3 ◯ 5 = 11

5 ◯ 4 ◯ 6 = 14

3 ◯ 6 – 12 ◯ 6 = 16

25 ◯ 5 + 6 ◯ 3 = 23

Zuletzt noch die Rechenpyramide für die ganz großen Rechenkünstler!

Es soll sich immer als Summe die Zahl ergeben, die oben steht.
Setzen Sie bei den Fragezeichen die richtige Zahl ein.

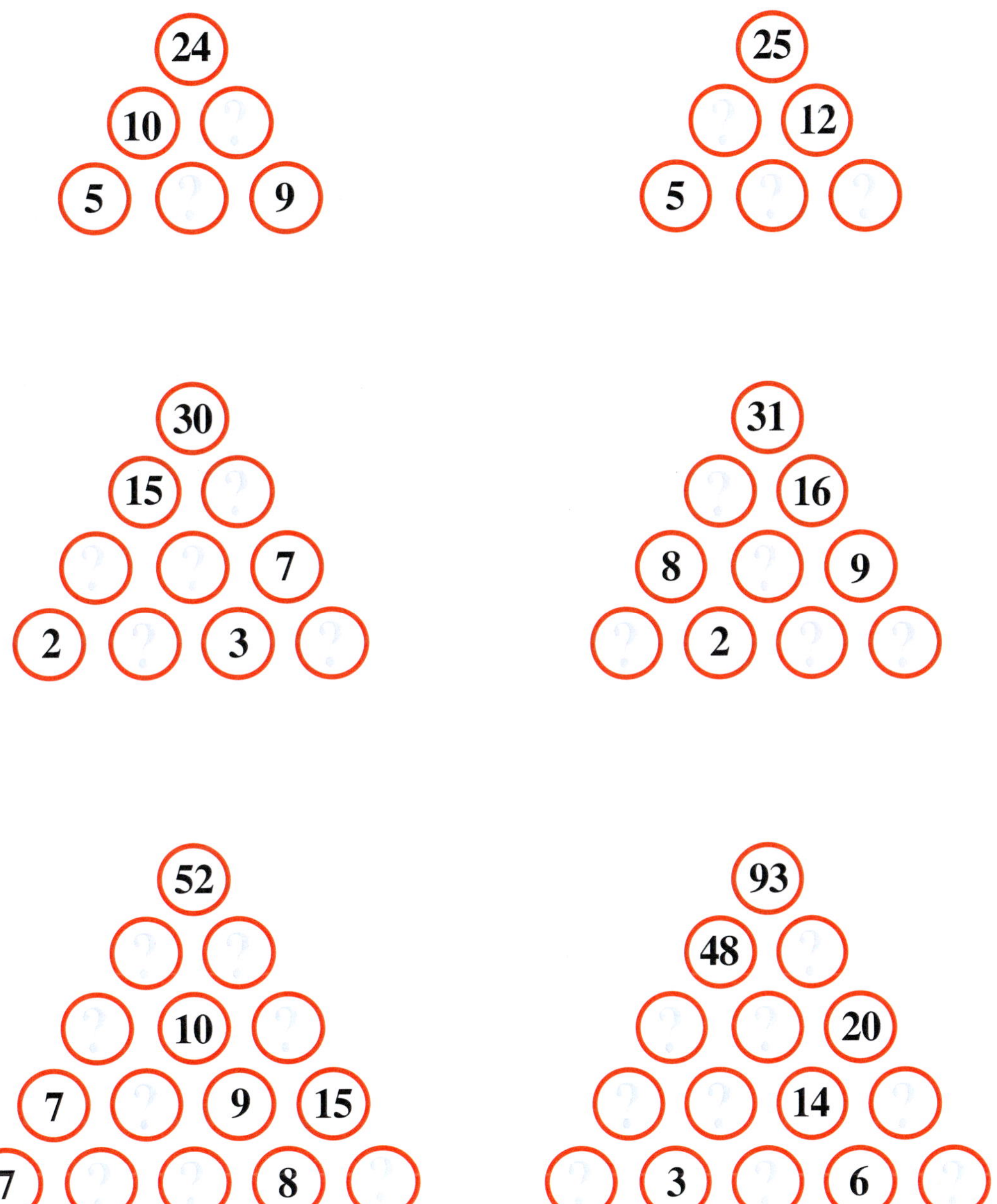

18. Gedächtnis

Bei dieser Aufgabe müssen Sie sich als Detektiv viele Dinge merken, um den Täter zu fangen. Lesen Sie sich jede Geschichte gut durch und versuchen Sie, sich möglichst viele Details zu merken. Dann müssen Sie die Fragen auf der nächsten Seite beantworten. Gehen Sie erst zu **Mittel**, wenn Sie alle Aufgaben bei **Leicht** gelöst haben. Sie können es auch öfter versuchen. Training hilft dem Gedächtnis!
Machen Sie zuerst a), dann b), dann c) ...

1 Leicht:

Der Täter flüchtet vor dem Detektiv von Land zu Land. Und versteckt sich immer in der Hauptstadt. Versuchen Sie, sich beides zu merken!
Machen Sie zuerst a), dann b), dann c) ...

a) Land	Hauptstadt	b) Land	Hauptstadt
Afghanistan	Kabul	Andorra	Andorra la Vella
Ägypten	Kairo	Angola	Luanda

c) Land	Hauptstadt	d) Land	Hauptstadt
Argentinien	Buenos Aires	Bahamas	Nassau
Belgien	Brüssel	Dänemark	Kopenhagen
Aserbaidschan	Baku	Bangladesch	Dhaka

e) Land	Hauptstadt	f) Land	Hauptstadt
Norwegen	Oslo	Brasilien	Brasilia
Oman	Maskat	Rumänien	Bukarest
Österreich	Wien	USA	Washington
Pakistan	Islamabad	Kanada	Ottawa

G. Gatterer und A. Croy, *Geistig fit ins Alter 4*, https://doi.org/10.1007/978-3-662-53099-3_18

2 Mittel:
Nun wird unser Detektiv in die Antike versetzt und muss sich die sieben Weltwunder merken. Blättern Sie nach dem Einprägen wieder um!

Die hängenden Gärten der Semiramis zu Babylon
Der Koloss von Rhodos
Das Grab des Königs Mausolos II. zu Halikarnassos
Der Leuchtturm auf der Insel Pharos vor Alexandria
Die Pyramiden von Gizeh in Ägypten
Der Tempel der Artemis in Ephesos
Die Zeusstatue des Phidias von Olympia

3 Schwer:
Zurück in der Gegenwart, hat er den Täter noch nicht gefasst.
Dieser hat sich in ein Kaufhaus geflüchtet und dort verschiedenes eingekauft.
Hier ist seine Einkaufsliste, die Sie sich einprägen sollen.
Sie brauchen sie später noch, wenn Sie nach dem Einprägen umblättern.

Liste 1 Werkzeug	Liste 2 Obst	Liste 3 Küchenutensilien
Schraubenzieher	Äpfel	Topf
Hammer	Bananen	Messer
Nägel	Kirschen	Löffel
Maßstab	Birnen	Sieb
Zange	Nüsse	Teller
Schrauben	Rosinen	Schneidbrett
Hobel	Ananas	Pfanne
Hacke	Zwetschken	Gabel

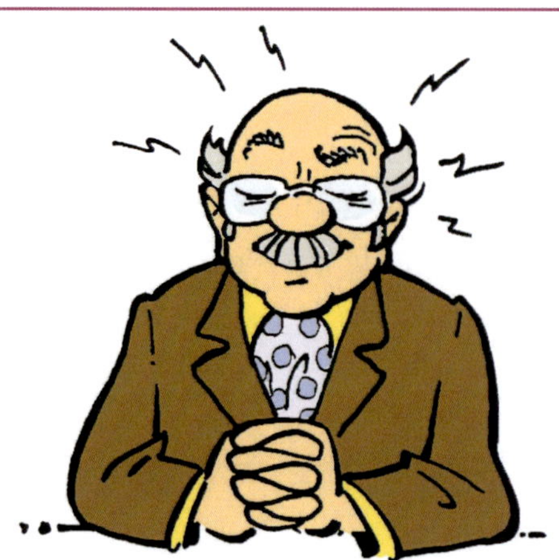

18. (a) Gedächtnis abrufen:

Was haben Sie sich gemerkt? Ergänzen Sie das Fehlende!

1 Leicht:

a) Land	Hauptstadt	b) Land	Hauptstadt
Afghanistan	....	Andorra	....
....	Kairo	....	Luanda

c) Land	Hauptstadt	d) Land	Hauptstadt
Argentinien	....	Bahamas	....
....	Brüssel	....	Kopenhagen
Aserbaidschan	....	Bangladesch	....

e) Land	Hauptstadt	f) Land	Hauptstadt
Norwegen	....	Brasilien	....
Oman	....	....	Bukarest
....	Wien	....	Washington
Pakistan	....	Kanada	....

2 Mittel:

Was haben Sie sich gemerkt?

Die hängenden Gärten der ....

Der Koloss von ....

Das .... des Königs .... II. zu Halikarnassos

Der Leuchtturm auf der Insel ....

Die .... von .... in ....

Der .... der .... in Ephesos

Die .... des Phidias von ....

Ja, was hat der Täter alles gekauft? Schreiben Sie auf, was Sie noch wissen.

Falls Sie etwas vergessen haben, versuchen Sie es nochmals.

Liste 1	Liste 2	Liste 3
....	....	....
....	....	....
....	....	....
....	....	....
....	....	....
....	....	....
....	....	....
....	....	....

3 Schwer:

Nun wird es besonders schwierig. Um den Täter endgültig zu fassen, müssen Sie sich aus allen Bereichen etwas gemerkt haben.
Prüfen Sie Ihr Langzeitgedächtnis nach jedem Block. Also **Leicht** oder **Mittel**.

1 Leicht:

Welche Länder wissen Sie noch?

. . . .

. . . .

. . . .

. . . .

. . . .

. . . .

. . . .

Welche Hauptstädte wissen Sie noch?

. . . .

. . . .

. . . .

. . . .

. . . .

. . . .

. . . .

2 Mittel:

Wie hießen die sieben Weltwunder?

Die .... der ....

Der .... von ....

Das .... des Königs .... II. zu ....

Der .... auf der Insel ....

Die .... von .... in ....

Der .... der .... in ....

Die .... des .... von ....

Und nun zuletzt nochmal die drei Einkaufslisten:

Liste 1	Liste 2	Liste 3
....	....	....
....	....	....
....	....	....
....	....	....
....	....	....
....	....	....
....	....	....
....	....	....

19 Motorik/Konzentration

Hier finden Sie Kreise, Dreiecke und Vierecke in den Farben Rot, Gelb, Grün, Blau und Weiß. In diese sind auch Zahlen geschrieben.

1 Leicht:

Verbinden Sie nun:

Alle **Kreise, Dreiecke und Vierecke**, egal, welche Zahl drinnen steht.

Alle **Roten, Gelben, Grünen, Blauen und Weißen**, egal, welche Figur es ist.

Alle **Figuren** in **aufsteigender Zahlenfolge**.

2 Mittel:

Verbinden Sie:

Jeweils getrennt alle **Kreise, Dreiecke und Vierecke** in **aufsteigender Zahlenfolge**.

Jeweils getrennt alle **Roten, Gelben, Grünen, Blauen und Weißen**, egal, welche Figur es ist, in **aufsteigender Zahlenfolge**.

Verbinden Sie getrennt alle **Kreise, Dreiecke und Vierecke** in **absteigender Zahlenfolge**; also die größte Zahl zuerst.

Verbinden Sie getrennt alle **Roten, Gelben, Grünen, Blauen und Weißen**, egal, welche Figur es ist, in **absteigender Zahlenfolge**.

3 Schwer:

Verbinden Sie die Figuren immer in der **Farbreihenfolge Rot, Gelb, Grün, Blau und Weiß** und gleichzeitiger **aufsteigender Zahlenfolge**; also Rot und niedrigste Zahl, Gelb und niedrigste Zahl, dann Grün und niedrigste, Blau und niedrigste, dann zweithöchste Rote, zweithöchste Gelbe, ...

Verbinden Sie die Figuren immer in der **Farbreihenfolge Rot, Gelb, Grün, Blau und Weiß** und gleichzeitiger **absteigender Zahlenfolge**; also Rot und höchste Zahl, Gelb und höchste Zahl, ...

G. Gatterer und A. Croy, *Geistig fit ins Alter 4*, https://doi.org/10.1007/978-3-662-53099-3_19

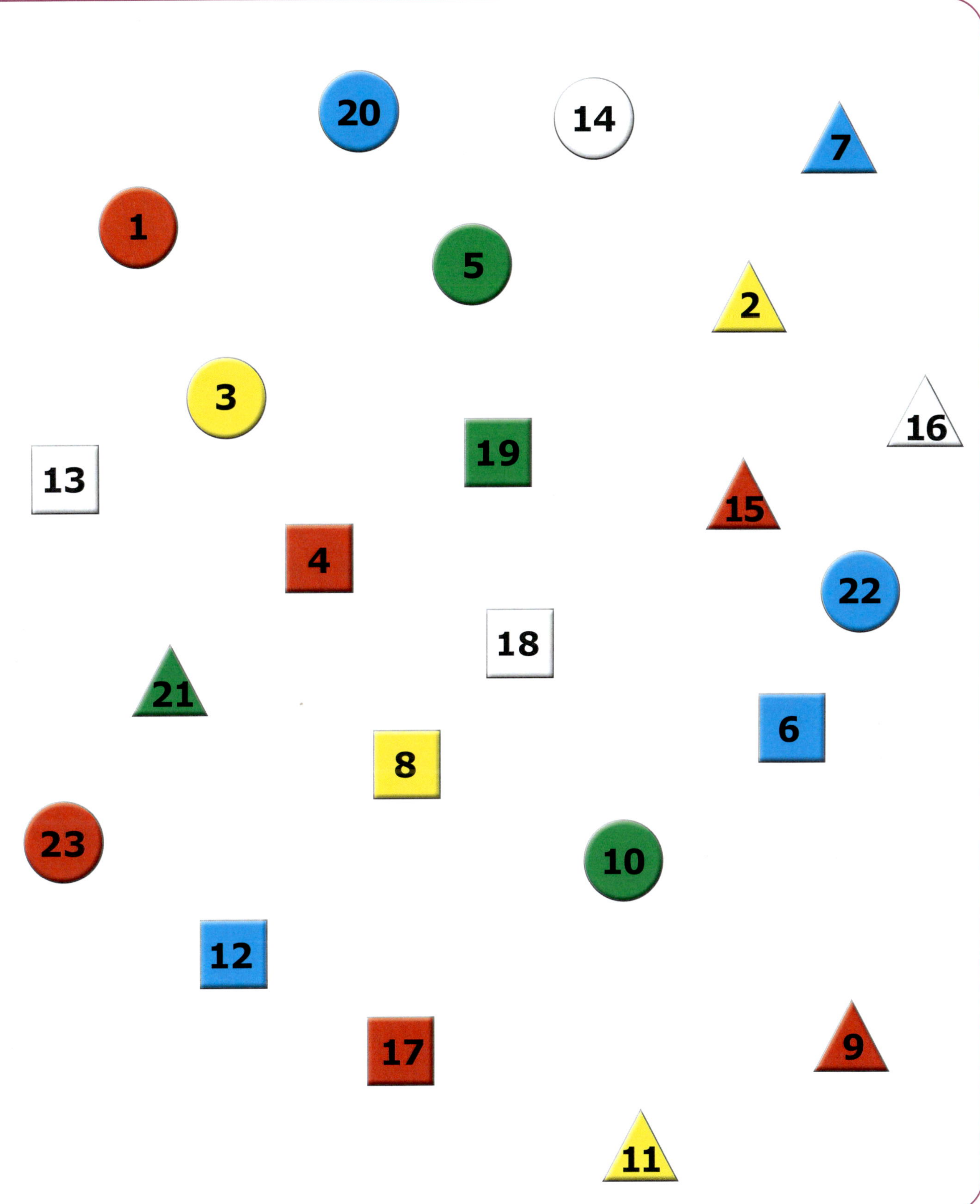
20
14
7
1
5
2
3
16
19
13
15
4
22
18
21
6
8
23
10
12
17
9
11

20. Logisches Denken

Bei dieser Übung trainieren Sie Ihr logisches Denken. Das brauchen wir in vielen Bereichen, deshalb wird es hier auch sprachlich, rechnerisch und emotional trainiert. Ergänzen Sie die einzelnen Übungen so, dass eine logische Abfolge entsteht.

1 Leicht:

Sprache: Setzen Sie die Reihe logisch fort, bis Sie keine Wörter mehr finden.

Besen – Blau – Bein – Baum –

. . . .

. . . .

Anzug – Antrag – Angel –

. . . .

. . . .

Aufgang – Abgang – Aufzug – .... – Aufwind – .... – aufwärts – ....

. . . .

. . . .

Beigabe – Zugabe – Beilage – .... – Beistellung – .... – beitragen – . . . .

. . . .

. . . .

Vergnügen – Spaß – Freude – . . . .

. . . .

. . . .

G. Gatterer und A. Croy, *Geistig fit ins Alter 4*, https://doi.org/10.1007/978-3-662-53099-3_20

Zahlen:

Größer oder kleiner?

Zwischen die Zahlen von 1 bis 9 sind die Zeichen > und < so einzusetzen, dass es logisch passt.

Beispiel: **4 >** (ist größer als) **3**; **2 <** (ist kleiner als) **1**.

5 (<) **7** ◯ **6** ◯ **8** ◯ **1** ◯ **5** ◯ **3** ◯ **9** ◯ **5** ◯ **2** ◯ **3** ◯ **5** ◯ **1**

1 ◯ **4** ◯ **7** ◯ **2** ◯ **5** ◯ **6** ◯ **4** ◯ **3** ◯ **8** ◯ **9** ◯ **4** ◯ **7** ◯ **2**

3 ◯ **5** ◯ **1** ◯ **8** ◯ **7** ◯ **6** ◯ **2** ◯ **4** ◯ **3** ◯ **1** ◯ **4** ◯ **3** ◯ **9**

Formen:

Bringen Sie die dargestellten Dominosteine in die richtige Reihenfolge.

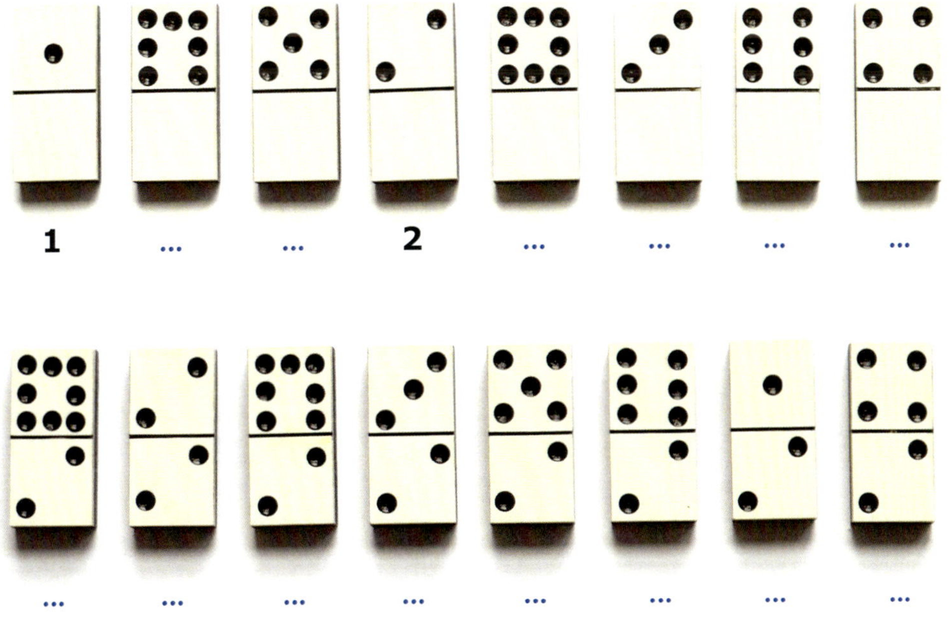

2 Mittel:

Sprache:

Finden Sie möglichst viele Wörter, die logisch folgendes Kriterium erfüllen:

Beilage – Beitrag – Beistand – ....

....

....

....

Verkaufen – verlieren – verzichten – ....

....

....

....

Verlauf – Zulauf – kaufen – rauchen –

....

....

Anfang – Beilage – Zugabe – Angabe – Beistand – Zug – ....

....

....

....

Zahlen:

Fügen Sie in diese Tabelle die Zahlen und Zeichen **>** und **<** so ein, dass es passt!

4	<	5	>	2	6	9	3	2	1	6
1		3		4	7	2	8	5	2	7
3		7		5	9	5	3	4	5	3
8		9		6	5	7	6	2	6	4
2		3		4	2	8	1	7	8	6
5		8		4	9	7	5	2	0	6

Formen:

Dieses Domino ist nicht komplett. Setzen Sie hier die fehlenden Augen ein.

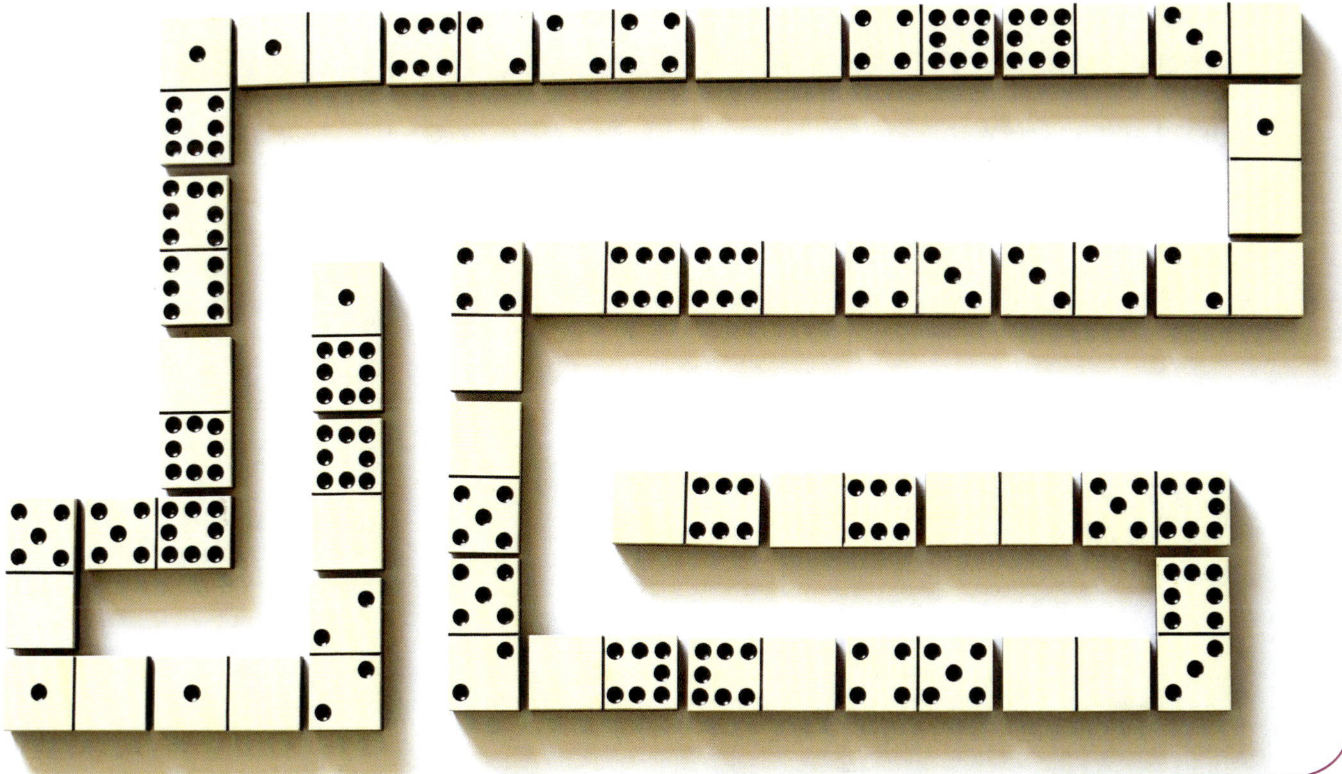

3 Schwer:

Sprache:

Finden Sie möglichst viele Wörter entsprechend dem dahinter stehenden logischen Kriterium.

Baum – Zaun – Raum – Saum – ....

....

....

....

Frei – Ei – kein – rein – ....

....

....

....

Affe – Kaffee – schlafe – Feder –

....

....

....

Regen – Segen – fegen –

....

....

....

Zahlen:

Auch hier sollen Sie wieder > und < einfügen, aber vorher müssen Sie noch etwas rechnen …

2 + 3	5 + 8	5 − 3	2 + 1	6
1 + 3	3 + 9	2 + 2	6 + 7	3
6 − 1	2 + 9	1 + 3	5 + 8	3
1 + 6	6 − 3	6 − 5	2 + 9	6
3 + 2	1 + 5	2 − 1	4 − 3	4
4 + 3	6 + 9	3 − 2	3 + 7	2

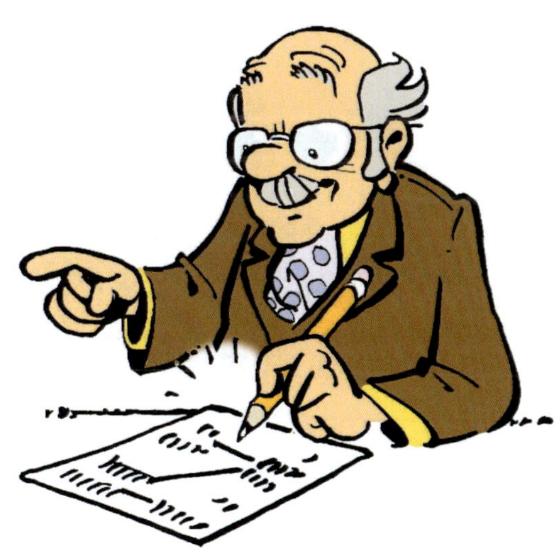

Formen:

Dieses Domino ist nicht komplett.

Ergänzen Sie die fehlenden Augen!

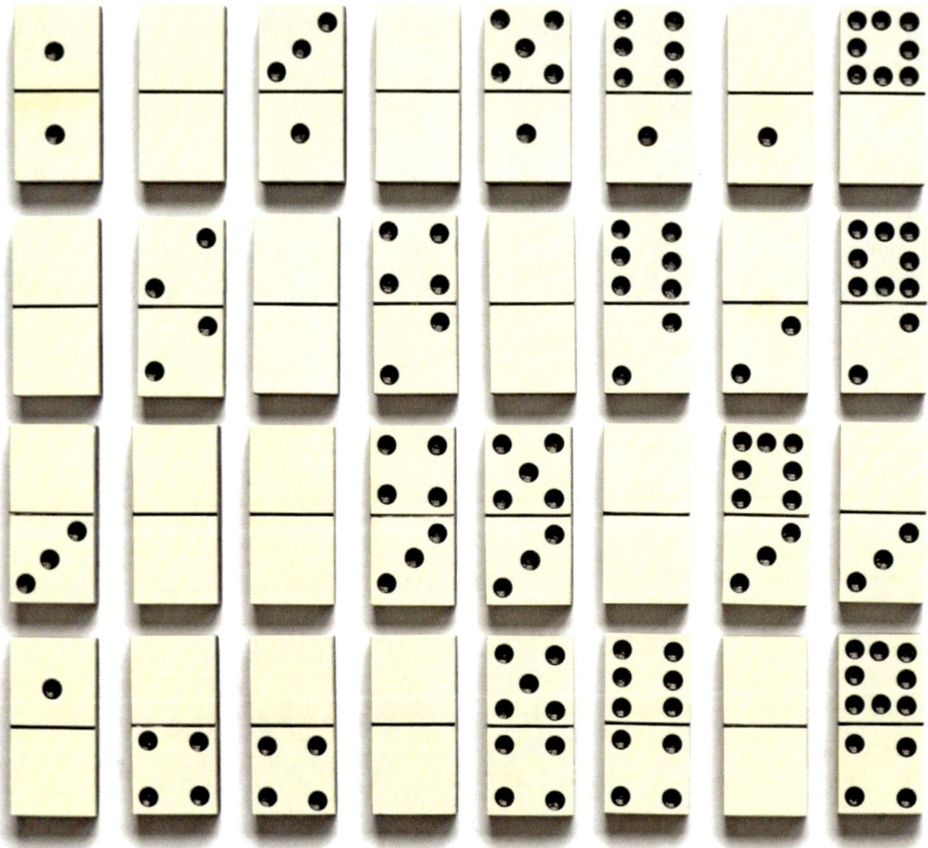

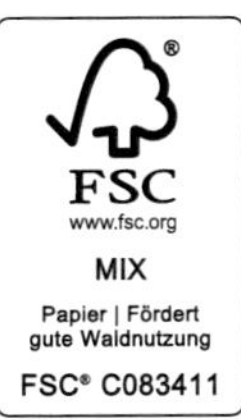

Zeitfracht Medien GmbH
Ferdinand-Jühlke-Straße 7
99095 Erfurt, Deutschland
produktsicherheit@kolibri360.de